中国医学临床百家·病例精解

呼吸系统
疑难少见疾病
临床病例精解

崔　瑷◎主编

科学技术文献出版社
SCIENTIFIC AND TECHNICAL DOCUMENTATION PRESS
·北京·

图书在版编目（CIP）数据

呼吸系统疑难少见疾病临床病例精解 / 崔瑷主编. —北京：科学技术文献出版社，2018.1
ISBN 978-7-5189-3792-9

Ⅰ.①呼… Ⅱ.①崔… Ⅲ.①呼吸系统疾病—疑难病—诊疗 Ⅳ.① R56

中国版本图书馆 CIP 数据核字（2018）第 010781 号

呼吸系统疑难少见疾病临床病例精解

策划编辑：帅莎莎　责任编辑：巨娟梅　帅莎莎　责任校对：张吲哚　责任出版：张志平

出　版　者	科学技术文献出版社
地　　　址	北京市复兴路15号　邮编 100038
编　务　部	（010）58882938，58882087（传真）
发　行　部	（010）58882868，58882874（传真）
邮　购　部	（010）58882873
官方网址	www.stdp.com.cn
发　行　者	科学技术文献出版社发行　全国各地新华书店经销
印　刷　者	虎彩印艺股份有限公司
版　　　次	2018 年 1 月第 1 版　2018 年 1 月第 1 次印刷
开　　　本	787×1092　1/16
字　　　数	161千
印　　　张	13
书　　　号	ISBN 978-7-5189-3792-9
定　　　价	78.00元

编著者单位

曹　锐　首都医科大学附属北京朝阳医院中医科

陈其瑞　首都医科大学附属北京朝阳医院胸外科

崔　瑗　首都医科大学附属北京朝阳医院呼吸与危重症医学科

丁　勇　北京医院呼吸与危重症医学科

郝　敏　首都医科大学附属北京朝阳医院呼吸与危重症医学科

胡　滨　首都医科大学附属北京朝阳医院胸外科

黄莉茹　首都医科大学附属北京朝阳医院呼吸与危重症医学科

姜纯国　首都医科大学附属北京朝阳医院呼吸与危重症医学科

居　阳　北京医院呼吸与危重症医学科

李　婉　首都医科大学附属北京朝阳医院呼吸与危重症医学科

李积凤　首都医科大学附属北京朝阳医院呼吸与危重症医学科

刘　建　首都医科大学附属北京中医医院呼吸科

刘爱军　首都医科大学附属北京朝阳医院血液科

鲁　月　首都医科大学附属北京朝阳医院呼吸与危重症医学科

牛　牛　首都医科大学附属北京朝阳医院呼吸与危重症医学科

万　钧　中日友好医院呼吸与危重症医学科

王　和　北京医院呼吸与危重症医学科

王玉光　首都医科大学附属北京中医医院呼吸科

王玉霞　北京医院呼吸与危重症医学科

谢　飞　首都医科大学附属北京朝阳医院呼吸与危重症医学科

徐　屹　首都医科大学附属北京安贞医院心外科

许李力　首都医科大学附属北京安贞医院心外科

薛　兵　清华大学附属垂杨柳医院呼吸科

杨菁菁　北京医院呼吸与危重症医学科

章九红　首都医科大学附属北京朝阳医院中医科

周　为　北京医院呼吸与危重症医学科

前　言

　　对患者的正确处理基于对病症和病情的准确判断，比较简单的疾病如此，疑难、少见疾病更是如此。医学的发展十分快速，新的病种被不断发现和定义，环境和治疗措施改变着疾病的自然过程，对临床医师来说，知识需要不断更新，思考的范围需要不断拓宽。新的检查和检验方法的发明，仪器设备、技术方法的更新和改进，有助于临床诊断工作，但是，选择检查项目、解释检查和检验结果、观察病情变化和治疗的反应都需要通过认真的思考。只有拥有渊博的知识和丰富的经验，才有可能透过纷繁的现象发现疾病的本质，这些都有赖于不断对病例进行分析、归纳，不断汲取经验和教训并借鉴文献资料提供的帮助才能完成。

　　临床医师往往忽视随诊工作，这是非常遗憾的。我们经治的一些疑难、少见病症和病情往往经历了比较长时间的多方求治过程，不断更换诊治医院和医师延误了患者的诊断和治疗时机，尤其是对一些不能提供完整诊治相关资料的病例，需要"从头"开始检查和排查。重视随诊工作能够使我们发现病情的演变和变化、判断是否需要调整药物治疗方案、密切监测药物的不良反应并及时应对，更为重要的是，能够帮助我们发现初步诊断可能出现的不够准确的情况并及时调整，给予更为恰当的治疗，对疑难和少见疾病来说更是如此。开展随诊工作也是临床医师迅速提高临床经验的重要途径。

　　本书通过展示我们诊治的一些病例的病情、治疗经过及预

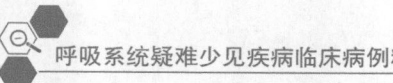
后，向读者介绍一些呼吸系统少见疾病及呼吸相关的少见或容易混淆的情况，同时提供我们的诊治思路供参考、借鉴和讨论。所选病例分为三部分进行介绍：①病历摘要。此部分包括该病例的主诉、现病史、体格检查、主要的检查和检验结果、诊断，以及治疗和预后。②讨论与分析。此部分主要分析该病例特点、诊断思路和主要的鉴别诊断。③疾病或病情介绍。

由于呼吸相关疑难疾病病种繁多，疾病表现千差万别，本书篇幅有限，只能尽力做到爬罗剔抉。由于编者水平所限，所持观点有些也属一家之言，书中内容难免有不少错漏之处，深望广大读者批评指正。

我科李婉医师担任本书秘书工作，联络沟通，使得本书得以顺利完稿，谨表示深深感谢！

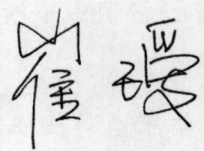

目 录

病例 1　结核与结节病

病历摘要

患者女性，70岁，主诉："发现双侧胸腔积液20个月余，胸闷、咳嗽3个月"。

患者20个月余前（2015年8月22日）体检发现双侧胸腔积液，伴有消瘦，偶有午后低热，无咳嗽、咳痰，无胸痛、胸闷、憋气，无盗汗等不适，于当地医院行胸腔闭式引流术，具体量不详，胸水常规：黄色微混，李凡他试验阳性，白细胞计数2.6×10^9/L，淋巴细胞百分比0.8，胸水生化：总蛋白（TP）40.8g/L，乳酸脱氢酶（LDH）185U/L，腺苷脱氢酶（ADA）16.9U/L，血糖（GLU）6.67mmol/L，结合患者症状考虑不除外结核性胸膜炎，2015年9月11日开始行试

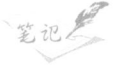

验性四联抗结核治疗（HRZE，异烟肼、利福平、吡嗪酰胺、乙胺丁醇），监测胸腔彩超示胸水未完全吸收，2015年12月25日于当地医院行右下肺穿刺提示增殖性结核，瘢痕内可见嗜中性粒细胞浸润，2016年1月13日改为对氨基水杨酸异烟肼、利福喷汀、吡嗪酰胺、乙胺丁醇、左氧氟沙星继续抗结核治疗，2016年1月28日出现发热，体温最高38.4℃，无畏寒、寒战，无咳嗽、咳痰，于当地医院查血象正常，肝酶升高，停用所有抗结核药物同时给予保肝治疗，患者体温降至正常，肝酶正常后，2016年2月15日再次加用对氨基水杨酸异烟肼、利福喷汀抗结核治疗，后患者再次出现发热，病程中体温最高达39℃，伴有轻度咳嗽、咳痰，双侧季肋部轻度不适，无畏寒、寒战，无乏力、盗汗，2016年2月22日就诊于北京胸科医院，停用所有抗结核药物，患者体温正常，查血管紧张素转化酶正常，行气管镜检查示镜下见大致正常，支气管肺泡灌洗液（BALF）、刷片抗酸染色均未找到抗酸杆菌，灌洗液结核分枝杆菌核酸检测及利福平耐药试验阴性；结核分枝杆菌扩增荧光阴性；胸部增强CT示右肺下叶胸膜下结节，纵隔及双肺门多发淋巴结，部分肿大（图1-1），行胸腔彩超示右侧胸腔少量积液，行右下胸膜穿刺活检示可见肉芽肿性病变及多核巨细胞，未见明确坏死，抗酸染色查到抗酸杆菌，予异烟肼、乙胺丁醇、吡嗪酰胺、左氧氟沙星抗结核，水飞蓟宾、双环醇保肝治疗，患者未再发热，院外规律服用药物，定期复查肝功正常，病情比较稳定。3个月前（2017年3月1日）无诱因出现胸闷、憋气，活动时明显，可上两层楼，咳少许白痰，无痰中带血及胸痛，伴周身乏力，无发热、盗汗，2017年3月7日行胸部CT示双侧胸膜下结节较前增多，肺门纵隔淋巴结较前增大（图1-2），行PET-CT示双肺多发结节，部分代谢增高，最大者位于左肺上叶；

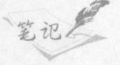

双肺多发代谢增高高密度影；双侧锁区及纵隔淋巴结代谢增高；双侧胸膜增厚伴代谢增高；双侧胸腔积液；腹腔及腹膜后代谢增高淋巴结；左侧肾上腺代谢增高；脾内代谢增高灶；胸 12 椎体及骶骨代谢增高灶，考虑结节病，左肺癌伴肺内转移，多发淋巴结转移，结核不除外；为进一步诊治于 2017 年 5 月 4 日入院。自发病来精神、食欲、睡眠好，二便正常，体重无变化。既往"胃溃疡"病史 2 年，间断对症治疗；8 年前因腿痛行腰部神经鞘瘤手术治疗，术后恢复良好；患者为农民，否认其他系统疾病病史，否认吸烟史，否认家族性、遗传性疾病史。

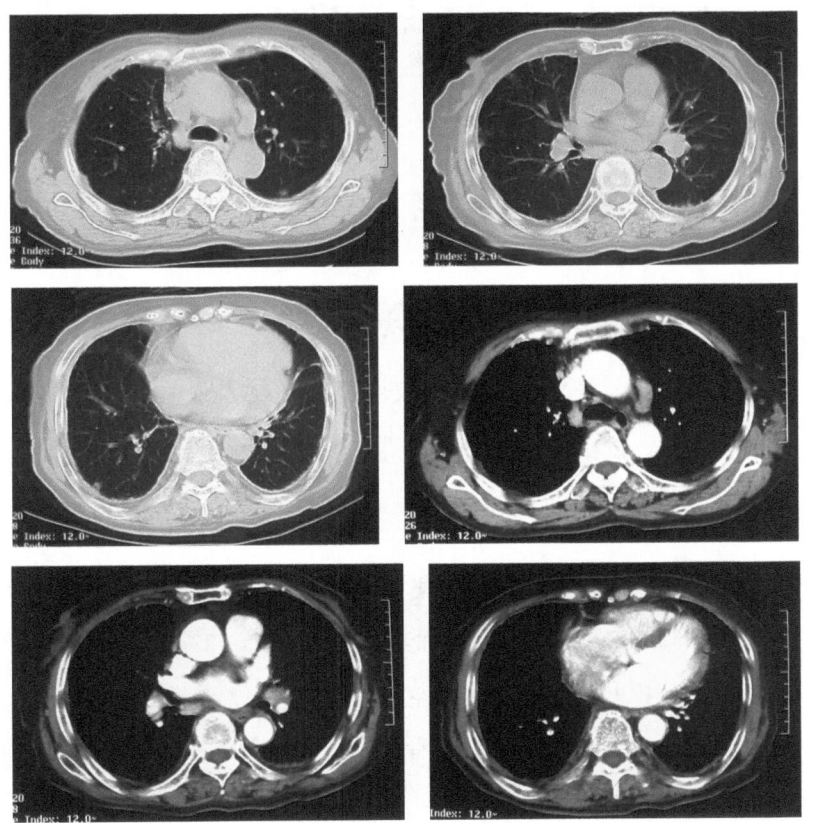

图 1-1　胸部增强 CT：双肺胸膜下散在结节，纵隔及双肺门多发淋巴结肿大

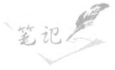

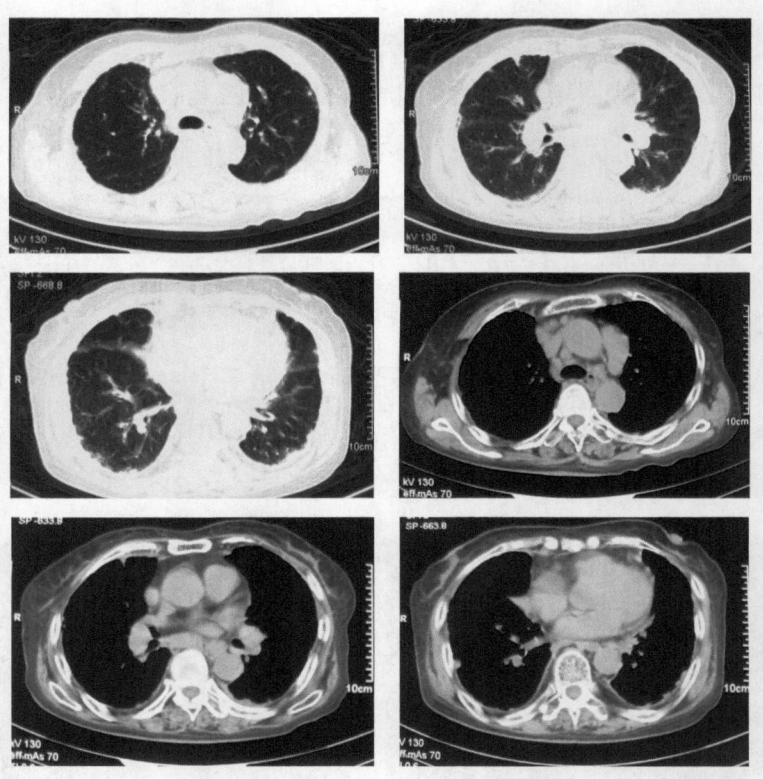

图1-2　胸部CT：双侧胸膜下结节较前增多，肺门纵隔淋巴结较前增大

【入院查体】

体温36.2℃，神志清楚，浅表淋巴结未触及肿大，双肺底可闻及少许湿啰音，心、腹未见明显异常，双下肢无明显水肿。

【实验室检查】

血常规示：白细胞计数（WBC）4.14×10^9/L，中性粒细胞百分比71%，单核细胞百分比13.3%，血红蛋白（Hb）123g/L，血小板计数（PLT）234×10^9/L。尿便常规、肝肾功能、凝血功能、红细胞沉降率、N端脑钠肽前体、C反应蛋白（CRP）均正常。抗核抗体、抗中性粒细胞胞质抗体（ANCA）、自身抗体11项均正常。肿瘤标志物：细胞角蛋白19片段2.4ng/ml（正常参考值），神经元烯醇化酶（NSE）17.89ng/ml（正常参考值）。超声心动图未见异常。肺功能提示阻塞

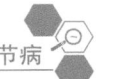
型通气功能障碍，弥散量降低。胸部增强 CT 示纵隔及双肺门多发淋巴结肿大伴双肺、双侧胸壁胸膜及叶间胸膜弥漫性异常改变，考虑结节病可能性大；双肺气肿、肺大泡；左侧胸腔少量积液（图 1-3）。

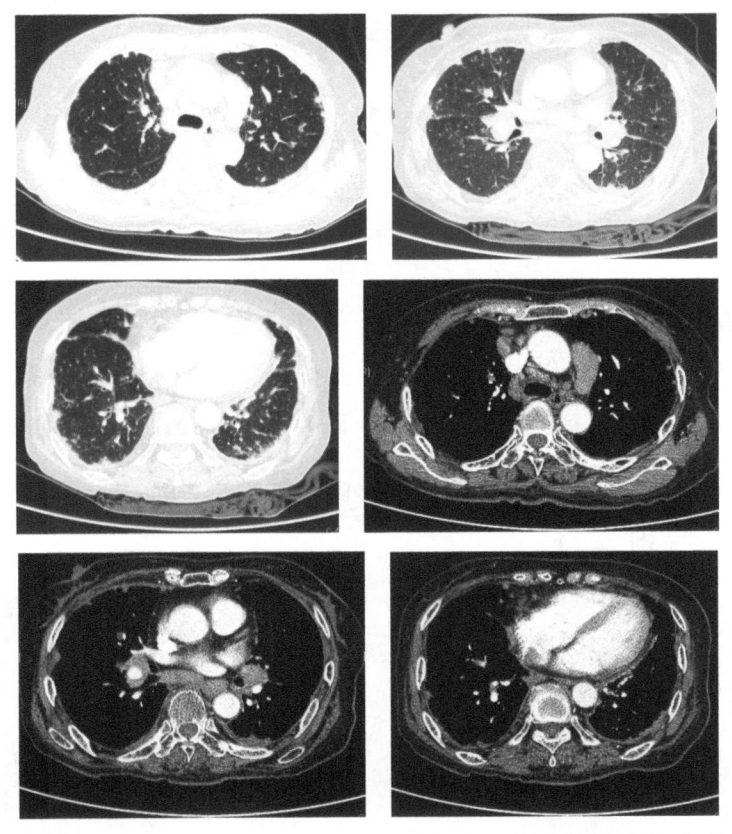

图 1-3　胸部增强 CT：双肺、双侧胸壁胸膜及叶间胸膜弥漫性结节，
纵隔及双肺门多发淋巴结肿大

支气管镜检查，镜下见炎症性改变，支气管肺泡灌洗液（BALF）、刷片细菌涂片、真菌涂片、抗酸染色均阴性。BALF 细菌培养、真菌培养、结核分枝杆菌核酸检测及利福平耐药检测均阴性。BALF 细胞学：细胞总数 1.3×10^6/ml；细胞活性 80%；巨噬细胞百分比 34%；淋巴细胞百分比 43%；嗜中性粒细胞百分比 23%；含铁血黄素阴性；肺泡灌洗液：$CD3^+CD4^+/CD3^+CD8^+$ 4.7。经支气管镜肺活检（TBLB）病理提示支气管黏膜固有层淋巴细胞和上皮样组织细胞构

成的肉芽肿结构，未见明确坏死（图1-4）。

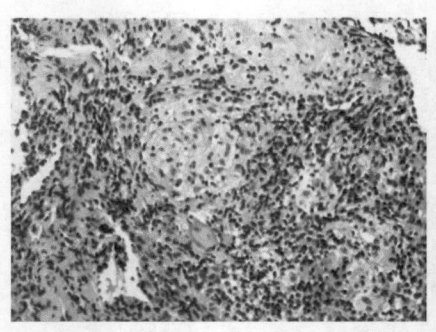

图1-4　支气管镜肺活检（TBLB）病理提示肉芽肿结构，
未见明确坏死（HE，×100）

为进一步明确诊断，行EBUS-TBNA（隆突下7组淋巴结）：
病理提示凝血及渗出组织中可见上皮样细胞及少量炎细胞聚集，并
见肉芽肿结构形成，边界较清，未见明确坏死，PAS及六胺银染色
未显示特殊病原体感染，网织显示肉芽肿结构，抗酸染色未见阳性
抗酸杆菌（图1-5）。

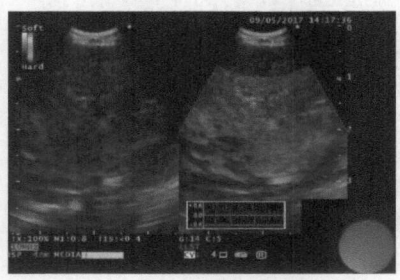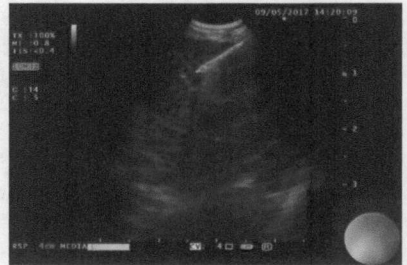

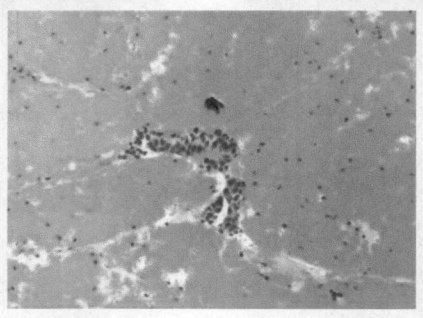

图1-5　EBUS-TBNA（隆突下7组淋巴结）：肉芽肿结构形成，边界
较清，未见明确坏死，PAS及六胺银染色未显示特殊病原体感染，
抗酸染色未见阳性抗酸杆菌（HE，×100）

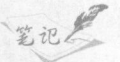

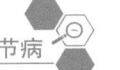
【诊断】

结节病。

【治疗过程】

入院后患者活动后气短明显，继续给予抗结核治疗（异烟肼、乙胺丁醇、吡嗪酰胺、左氧氟沙星），其余给予保肝、平喘治疗；诊断结节病明确，停用抗结核药物，2017 年 5 月 27 日给予醋酸泼尼松 30mg 口服，7 月 5 日复查胸部 CT（图 1-6）提示较前显著好转。

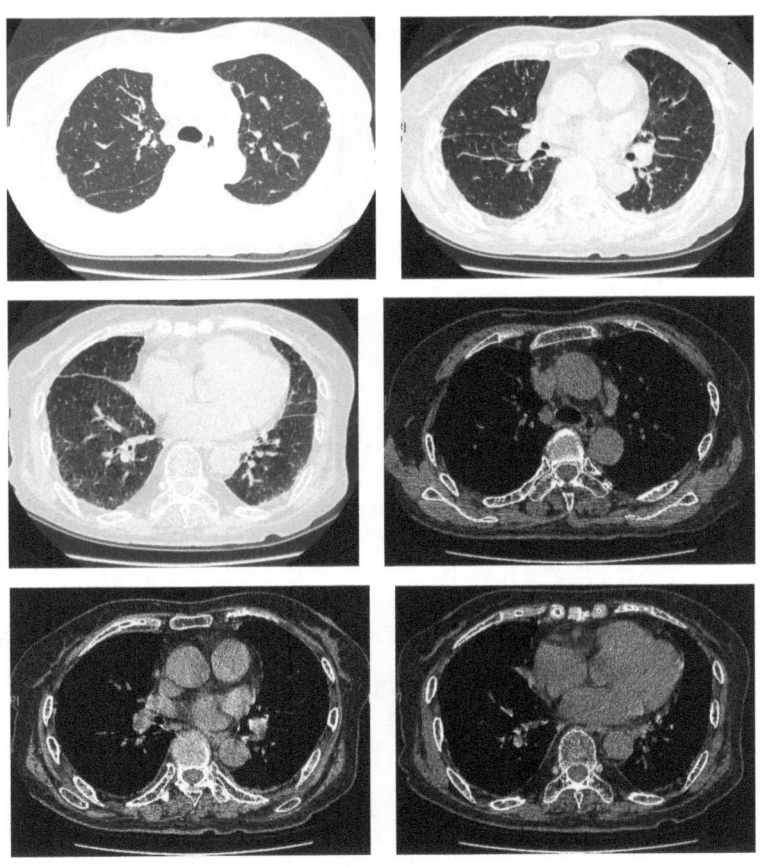

图 1-6　胸部 CT：经激素治疗 6 周后复查，
双肺以及胸膜下结节较前显著减少

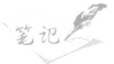

讨论与分析

【病例特点】

1. 老年女性，既往无呼吸系统疾病病史。

2. 以双侧胸腔积液和间断发热、气短为主要表现。

3. 体检示：双肺底可闻及少许湿啰音，余阴性。

4. 实验室检查显示血象正常；肝、肾功能和凝血功能正常；免疫系统相关检查均正常。

5. 胸部 CT 提示双肺以及胸膜下多发结节影，肺门及纵隔淋巴结肿大。

6. BALF 中淋巴细胞增多，$CD4^+/CD8^+$ 比值增高。

7. TBLB 以及 TBNA 病理提示肉芽肿性结构，无明确坏死，抗酸染色未找到抗酸杆菌，PAS 及六胺银染色均阴性。

【诊疗思路】

1. 胸腔积液的鉴别诊断

本例患者首先以双侧胸腔积液为主要表现，需要首先鉴别胸腔积液的性质。胸腔积液大体可分为渗出性胸腔积液和漏出性胸腔积液。

（1）渗出性胸腔积液的病因按病理生理改变主要可分为：①胸膜毛细血管壁通透性增加：肺炎旁胸腔积液、结核性胸膜炎、恶性肿瘤胸膜转移、胸膜间皮瘤、结缔组织疾病等；②壁层胸膜淋巴管引流障碍：恶性肿瘤淋巴管阻塞、淋巴管引流异常等；③损伤所致：胸导管破裂、食管破裂、主动脉破裂等。

（2）漏出性胸腔积液的病因包括：①胸膜毛细血管内静水压升高：充血性心力衰竭、缩窄性心包炎、上腔静脉或奇静脉受阻等；②胸膜毛细血管内胶体渗透压降低：低蛋白血症、肝硬化、肾病综

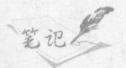
笔记

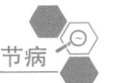

合征、急性肾小球肾炎等。

本例患者双侧胸腔积液，通过 Light 标准进行判断，胸腔积液蛋白 / 血清蛋白＞ 0.5，胸腔积液 LDH/ 血清 LDH ＞ 0.6，为渗出性胸腔积液。此患者以胸腔积液为首发症状，复习相关国内外文献，发现结节病胸膜病变被认为是一种少见的疾病，其表现形式主要有胸膜增厚、胸膜小结节、胸腔积液及气胸，此外尚有少量文献报道乳糜胸及血胸。结节病胸膜病变引起的胸腔积液通常是少量的，缺乏特异性临床表现，均为渗出液性质，以淋巴细胞为主，但是上述特点仍缺乏特异性，胸腔积液检查对于本病的诊断价值不高。同时结节病胸膜病变所致胸腔积液与结核性胸膜炎常常不易鉴别，有时甚至结节病患者可同时罹患结核。

2. 结节影鉴别诊断

该患者不仅存在胸腔积液，同时胸部 CT 提示胸膜下不规则结节影，而对于结节性肺病的鉴别应考虑以下三方面：

（1）结节的上下肺分布情况：结节的上下肺分布情况有助于结节性肺部疾病的鉴别诊断。某些疾病，如结节病和其他肉芽肿性疾病，以肺上叶分布为主；而另一些疾病，如血源性转移瘤，以肺下叶分布为主。但是，仅根据结节的上下肺分布情况不足以做出正确诊断，而必须结合其他高分辨率 CT（HRCT）表现。结节的上下肺分布情况在不同疾病中存在交叉重叠，在同一种疾病的不同患者中也可能表现。

（2）结节的形态和密度：结节的形态有助于判断是否为间质性或肺泡性。间质性结节常常呈软组织密度且边界清晰，如血源性转移瘤、结节病，即使是小结节也可见清晰的边界。而典型的肺泡性结节的边界模糊，如感染的支气管内播散（支气管肺炎），当感染

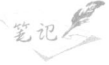

笔记

蔓延至呼吸道外，累及邻近肺泡时，由于肺泡受累不均匀，因此表现为边界模糊的结节。肺泡性结节可以是软组织密度，也可以是肺部毛玻璃影（ground glass opacity，GGO）。软组织密度结节典型见于细菌感染，而 GGO 结节可能是不典型感染或炎症性疾病。如果仅通过结节形态而忽略其他影像学表现，则诊断的准确率低。因为有许多例外的病例，如过敏性肺炎（HP）主要是一种间质性肺病，但是却以边界模糊的结节为特征。另外，许多疾病既可见间质节也可见肺泡性结节。

（3）与肺组织结构相关的特定分布部位：在 HRCT 上评估弥漫性结节性肺部疾病时，主要应观察结节的特定分布部位，这有助于缩小鉴别诊断范围、理解疾病播散的病理生理学改变。综合分析临床资料、结节的上下叶分布优势和结节形态等，可以做出明确诊断。即使不能明确诊断，也有助于指导下一步检查方法的选择。在 HRCT 上，小结节有 3 种可区分的特定分布类型：①淋巴管周分布：伴有淋巴管周结节的疾病以累及肺淋巴管或沿淋巴管播散为特征。如结节病的特征表现是与淋巴管相关的簇状肉芽肿。再如硅沉着病和煤矿工人尘肺病（CWP）主要是由于吸入粉尘所致，而这些粉尘主要经由淋巴管清除。肺淋巴系统主要分布在以下 4 个特定部位：肺门旁的支气管血管周围间质、胸膜下间质、小叶间隔和小叶中央的支气管血管周围间质。最常见淋巴管周结节的疾病：结节病、肿瘤的淋巴通道播散和某些肺尘埃沉着病，如硅沉着病、煤矿工人尘肺病。罕见的疾病包括淋巴细胞性间质性肺炎和淀粉样变；②随机分布：相对于肺组织结构或肺叶而言，随机分布的结节没有特定的分布区域。随机分布的结节典型呈弥漫性均匀分布，可发生在肺部各处，也可见胸膜下结节，但是，与淋巴管周结节不同，随机结节并非以胸膜下区分布为主。总体而言，随机结节呈弥漫性均匀分布，

笔记

而淋巴管周结节呈散在性分布。最常见于血源性播散性疾病、粟粒性肺结核、真菌感染、淋巴管周病变。③小叶中心性分布：主要见于累及小叶中心细支气管、动脉或淋巴管的疾病。小叶中心性结节的鉴别诊断相当宽泛，包括各种不同病因和分类的疾病，但是，小呼吸道病变是小叶中心性结节的最常见原因。HRCT上，小叶中心性结节有多个特征，可与其他类型的结节鉴别，包括不累及胸膜下间质和相邻结节之间的距离基本相同。在肺外周，绝大多数肺小叶的中心距离胸膜表面5～10mm。因此，肺外周的小叶中心性结节与胸膜表面或叶间裂的距离通常约5mm。虽然大的小叶中心性结节可累及胸膜表面或整个肺小叶，但是典型的小叶中心性结节的特征是胸膜下不受累。在肺小叶水平，可见小叶中心性结节（或簇状结节）围绕小叶中央动脉分布，但不累及小叶间隔。最常见的疾病包括：过敏性肺炎、呼吸性细支气管炎、滤泡性细支气管炎、肺尘埃沉着病、肺水肿、肺出血等。另外其他一些疾病也可以出现小叶中心性结节，包括细菌、分枝杆菌、浸润性黏液腺癌，但这些疾病中的结节常呈软组织密度，常常呈散在性而非弥漫性分布。此患者胸部CT提示结节影以胸膜下常见，故考虑沿着淋巴管分布或随机分布的结节；此外该患者胸部CT提示结节影更倾向散在性分布，故首先考虑沿着淋巴周围分布的结节；最常见于结节病、肿瘤的淋巴通道播散和某些肺尘埃沉着病；此患者既往无职业粉尘接触史，同时已完善PET-CT检查未提示恶性，故从影像学分析更符合结节病的影像学特点。

📷 疾病介绍

结节病（sarcoidosis）是一种原因未明、免疫介导的以非干酪性

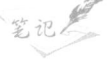

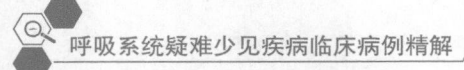

上皮样细胞肉芽肿为病理特征的多系统疾病。临床表现因疾病累及的组织器官不同而具有多样性，主要表现为双侧肺门淋巴结肿大、肺部浸润、皮肤和眼的损害，也可累及心、肝、脾、唾液腺、肌肉、骨骼、肾及中枢神经系统。本病大多预后良好，60% 以上的患者自然缓解。结节病的死亡率仅为 1% ~ 5%，大多数结节病患者，其死亡和结节病本身无关。

1. 结节病的病因

至今仍不清楚，可能与感染、环境和遗传因素有关。感染的病原体主要是分枝杆菌、痤疮短棒菌苗、伯氏疏螺旋体和病毒。暴露于燃烧植物、植物花粉、金属颗粒（铝、钛、铍等）、建筑材料、潮湿及发霉环境可能与结节病有关。另外，支持遗传因素的证据有，结节病患者的同胞或双亲的患病率高达 5 倍。目前报道的众多病因学研究中，多数学者认为其免疫学发病机制为：在具有遗传易感性的宿主，暴露于特定的环境（如感染、无机或有机粉尘等），这类可能的致病因子被抗原呈递细胞吞噬、处理并呈递抗原，与抗原特异性的 $CD4^+$ 的 T 细胞作用，引起多种细胞因子释放并相互作用，募集更多的单核 - 巨噬细胞、T 细胞等到炎症区，促使肉芽肿的形成。其后肉芽肿性炎症是消散、持续或向纤维化发展取决于炎症细胞、调节细胞、细胞凋亡及 TH1/TH2 细胞因子间的相互作用，而这多与遗传相关。

2. 结节病的临床表现

主要与患者的种族、病程长短、累及部位和器官以及疾病进展有关。结节病的临床表现有 3 种情况，分别为无症状、非特异性的全身表现和器官特异性的表现。无症状患者多数是在常规胸片检查时发现胸部异常后而被诊断，占被诊断患者的 30% ~ 50%。非特异

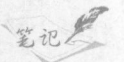

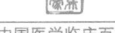

性全身症状的患者表现为发热（通常为低热，也有达到40℃的患者）、体重下降、疲劳、全身乏力以及盗汗等。90%以上的患者首先累及肺和纵隔淋巴结，但仅有40%患者有呼吸道症状，起病隐匿、症状较轻，缺乏特异性，主要表现为干咳、呼吸困难、胸痛，偶有血痰，肺部体检通常无异常发现，杵状指罕见。另外眼、皮肤、浅表淋巴结也较常被累及，眼部病变包括葡萄膜炎、干燥性角膜炎、虹膜睫状体炎、视网膜炎、结膜炎及白内障等，可导致视力下降、视物模糊甚至失明。皮肤病变主要表现为结节性红斑、皮下结节、冻疮样狼疮及斑丘疹等。1/3的患者有浅表淋巴结肿大。其他较为少见的表现有面神经麻痹、心脏传导阻滞与心律失常、心包炎、肝脾大、多发性大关节炎等。

尽管影像学技术有了发展，但胸部X线对结节病的诊断、预后和随访依然具有重要作用，超过90%患者胸片表现异常。胸内结节病的X线异常主要表现在3个方面：肺门及纵隔淋巴结肿大、肺内病变和胸膜病变。结节病胸腔淋巴结肿大在胸片上约95%呈现对称性双侧淋巴结肿大，主要以右支气管旁和主肺动脉窗淋巴结肿大最为常见（＞70%），隆突下、前纵隔和后纵隔相对少见。肺实质受侵犯见于25%～50%结节病患者，表现为双侧、对称，以上叶和中心区域为主，浸润形式呈现典型的微小结节或网状结节影，而其他征象，如灶性肺泡影和磨玻璃影很少见。胸膜病变发生率低，主要表现为胸腔积液或胸膜肥厚。根据胸部X线表现，目前国际上通常将胸内结节病分为以下五期：0期：无异常X线所见；Ⅰ期：肺门淋巴结肿大，而肺部无异常；Ⅱ期：肺部弥漫性病变，同时有肺门淋巴结肿大；Ⅲ期：肺部弥漫性病变，不伴有肺门淋巴结肿大；Ⅳ期：肺纤维化。

肺结节病累及肺部时，其胸部HRCT表现多样性，依据肺内病

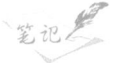

变特征及分布特点可分为典型和非典型肺部表现。

（1）典型表现包括：①肺门及纵隔淋巴结肿大：CT 在显示肺内肿大淋巴结上较胸片更敏感，47% ~ 94% 的患者 CT 表现为双侧肺门或纵隔淋巴结对称性增大。病变淋巴清晰，密度均匀，无浸润及融合现象，是结节病淋巴结特征性表现，CT 增强扫描淋巴结中度以上均匀强化是结节病的重要特点。最常累及的淋巴结为双侧肺门、右气管旁、主肺动脉窗淋巴结及隆突下淋巴结肿大。肿大的淋巴结很少压迫静脉与大血管，引起气管狭窄。非对称性的淋巴结肿大，单侧肺门淋巴结肿大为肺结节病非典型表现，占 1% ~ 3%。淋巴结钙化在病程长的患者中更易见到。②小结节影：沿淋巴管分布微结节病变（1 ~ 4mm）是肺结节病患者最常见的肺实质病变（75% ~ 90%）；HRCT 典型微结节直径为 2 ~ 4mm，边界清，圆形，两侧，对称性，上中肺多见，通常位于支气管血管束周围及胸膜下、叶间裂附近，在小叶间隔少见，这些特征具有提示诊断的意义。另外，肉芽肿可引起支气管血管束周围间质增厚，可呈结节状或不规则状，可强烈提示肺结节病。③肺纤维化：约 20% 肺结节病患者，随着病程推移，出现肺纤维化改变，HRCT 表现为线状影或条带实变影，牵拉性支气管扩张，肺结构扭曲（叶间裂，支气管血管束移位）；肺纤维化样改变主要位于中上肺野，斑片状分布。广泛间质纤维化可引起肺动脉高压，相应的右心衰竭。④实变影：随病变进展，微小结节的微－小结节状影融合可表现小斑片状实变影，类似小叶性肺炎；片状阴影进展融合为大片状气腔实变阴影，其内可见支气管空气征，由肺门向外周放射状分布。实变影边缘不规则，在实变影边缘，或其他部位，通常伴随微－小结节影。

（2）非典型表现包括：①结节影：15% ~ 25% 肺结节病患者，微－小结节影聚集融合成大的结节甚至肿块样病变；胸部 CT 表现

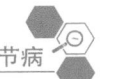

为多发性肺结节影及肿块影，其边界不清，直径 1 ~ 4cm，内可有支气管空气征，位于肺门周围或肺外周；在结节影及肿块影周围见小结节状卫星灶，故称为银河征或结节星系征。另有文献描述由多量微 – 小结节影聚集，但未融合的局限性病灶，称为结节样聚簇征，沿血管和淋巴管分布，位于中上肺野，外周分布。②线状阴影：50% 肺结节病可出现孤立线状影，HRCT 表现为线 – 网状阴影。以线状阴影改变为主要表现的肺结节病患者仅有 15% ~ 20%。线状阴影主要是小叶间隔及小叶内间质增厚组成，中上肺野常见，胸膜下分布少。当小叶间隔明显增厚及不规则改变时，类似肺淋巴管癌，但肺淋巴管癌累及胸膜下及小叶间隔更为广泛及严重。③磨玻璃影：在肺泡炎阶段，HRCT 表现为磨玻璃阴影，但这不是肺结节病的特征性改变，单纯磨玻璃影表现的肺结节病罕见，通常伴随或在其他肺叶可见沿血管和淋巴管分布微 – 小结节阴影。④粟粒样影：可在肺内弥漫性分布，也可呈粟粒样改变，边界清楚，也可模糊。⑤囊状纤维化改变：晚期肺结节病，可出现囊状阴影，肺大泡、纵隔旁肺气肿等表现；病变多位于中上肺野，其次为肺门周围大气道，而下肺胸膜下少见。出现慢性纤维化特征，如主气管，上叶支气管向后移位和肺容积减少。肺结节病蜂窝样囊常出现在中上肺的胸膜下，而下肺基底部少见。偶尔当肺结节病患者蜂窝样囊位于肺胸膜下可被误诊为 IPF。⑥支气管病变：原发于气道的结节病发生率较低，为 1% ~ 3%，肉芽肿性病变可位于黏膜、黏膜下，可阻塞气道，并导致气道狭窄。肿大的肺门淋巴结有时压迫支气管引起狭窄、肺不张；晚期肺纤维化、蜂窝肺牵拉可使较大的支气管变形和狭窄。在部分患者可发现空气潴留征，提示结节病累及小气道。⑦胸膜病变：发生率低，胸部 CT 发现少量的胸腔积液或胸膜肥厚要明显优于胸片。

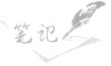

3. 其他辅助检查

（1）血清学检查：活动期结节病可出现外周血淋巴细胞计数减少，约 1/3 的结节病患者可出现轻度贫血及全血细胞减少。活动期患者约 2% ~ 10% 合并高钙血症及高钙尿症。当病变侵及骨骼和肝脏时碱性磷酸酶可升高。

（2）支气管镜检查：支气管镜检查对结节病的诊断具有重要作用，不仅可以观察有无气道内病变，而且可以进行支气管黏膜活检、支气管肺泡灌洗液（BALF）检查、经支气管镜肺活检（TBLB）和经支气管镜淋巴结针吸（TBNA）。一般认为 BALF 中淋巴细胞数 > 28% 或 CD4$^+$/CD8$^+$ > 3.5 可作为结节病活动期的指标。

（3）肺功能检查：可了解肺受损的程度。肺功能可以正常，也可以呈限制性或阻塞性通气功能障碍，病变严重时可有弥散功能下降。

（4）血清血管紧张素转化酶（SACE）活性测定：SACE 是上皮样肉芽肿分泌，反映了体内总的"肉芽肿负荷"。30% ~ 80% 的结节病患者 SACE 升高。对结节病活动性和预后的判断有一定意义。值得注意的是，ACE 活性增高可发生在其他肉芽肿性疾病如硅沉着病、石棉沉着病等肺疾病。

（5）组织病理学检查：病理检查是诊断结节病的金标准。结节病诊断需要组织病理证实非坏死性肉芽肿，符合相应的临床与放射学表现，并排除有相似表现和组织病理学的其他疾病。结节病的诊断是一种排除性诊断，没有单一的确诊方法。

结节病患者临床过程和表现差异大，自然缓解率高，总的自行缓解率高达 70%。由于药物治疗相关的不良反应较多，导致结节病治疗的指征一直存在争议。目前缺乏对所有患者均合适的治疗方法及药物。药物的治疗主要包括糖皮质激素和细胞毒及免疫调节剂等。

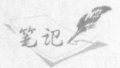

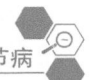

目前多数人认同的观点为当结节病导致受累器官功能受损时，可开始治疗。对病情稳定，如无症状的患者不需要治疗；对病情进展，侵犯主要脏器，应控制结节病的活动，保护重要脏器的功能。对Ⅱ期以上有症状，或肺功能进行性下降，或影像学病变进展的肺结节病应开始治疗。

主要参考文献

1.Iannuzzi MC，Ryhicki BA，Teirstein AS.Sarcoidosis.N Engl J Med，2007，357（21）：2153-2165.

2.Nunes H，Bouvry D，Soler P，et al.Sarcoidosis.Orphanet J Rare Dis，2007，2：46.

3.Ezzie ME，Crouser ED.Considering an infectious etiology of sarcoidosis.Clin Dermatol，2007，25（3）：259-266.

4.Vagal AS，Shipley R，Meyer CA.Radiological manifestations of sarcoidosis.Clin Dermatol，2007，25（3）：312-325.

5.Nunes H，Brillet PY，Valeyre D，et al.Imaging in sarcoidosis.Semin Respir Crit Care Med，2007，28（1）：102-120.

6.Baughman RP，Culver DA，Judson MA.A concise review of pulmonary sarcoidosis. Am J Respir Crit Care Med，2011，183（5）：573-581.

7.Criado E，Sánchez M，Ramírez J，et al.Pulmonary sarcoidosis：typical and atypical manifestations at high-resolution CT with pathologic correlation.Radio graphics，2010，30（6）：1567-1586.

8.Beegle SH，Barba K，Gobunsuy R，et al.Current and emerging pharmacological treatments for sarcoidosis：a review.Drug Des Devel Ther，2013，7：325-338.

9.Judson MA.The treatment of pulmonary sarcoidosis.Respir Med，2012，106（10）：1351-1361.

（鲁 月 崔 瑷）

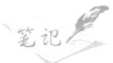

病例 2 弥漫性肺间质疾病

📋 病历摘要

患者女性，72岁，主诉："间断咳嗽咳痰7年，加重伴喘憋1个月"。

患者7年前受凉后出现发热，咳嗽，少痰，无胸闷气短喘憋，就诊于北京协和医院，予胸片、支气管镜等检查，诊断为"肺间质纤维化"，予输液治疗（具体不详）后症状缓解。此后就诊于我院门诊，持续中药汤剂治疗，病情维持尚可。2014年4月因发热于当地医院住院治疗，诊断为"上呼吸道感染"予激素（具体不详）及利复星静脉注射一周，发热消失、咳嗽咳痰及喘憋缓解后好转出院。2014年5月患者为求中医治疗于我科住院，经解痉化痰平喘治疗后

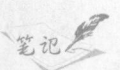

好转出院。后患者间断发作咳嗽咳痰伴喘憋，咳少量稀白痰，多于季节、天气变化及劳累后发作，发作时求助中药治疗，病情保持稳定。1 个月前患者受凉后出现咳嗽咳痰，伴喘憋，现为求系统治疗收入我科。自发病以来，无光过敏，无反复口腔溃疡，口干，进干食无需水送，无牙齿片状脱落，无眼干涩，无反复腮腺肿大，无双手遇冷变紫肿胀，无张口受限，无吞咽困难。入科症见：咳嗽咳痰伴喘憋，痰白，质稀，易咳出，气短乏力，活动后明显，无发热，无头晕头痛，无恶心呕吐，睡眠可，大小便可。高血压病史 23 年余，最高血压 170/90mmHg，现服拜新同 30mg，每日 1 次，自诉血压控制可。2 型糖尿病病史 12 年，现予优泌乐 50R 三餐前 16IU、14IU、14IU。高血脂病史 10 年，现服冠爽 2mg，每日 1 次。腔隙性脑梗死 8 年，平素服用拜阿司匹林 0.1g，每日 1 次。曾行剖腹产术。2014 年车祸导致右小腿骨折。否认肝炎、结核等传染性疾病史。否认冠心病史、输血史及毒品接触史。否认药物及食物过敏史。无不良嗜好，否认家族性、遗传性疾病史。

【入院查体】

体温 36.5℃，脉搏 74 次 / 分，呼吸 18 次 / 分，血压 130/80mmHg（1mmHg=0.133kPa）。口唇无发绀，浅表淋巴结未触及肿大，双肺呼吸运动对称，双肺叩诊呈清音，双肺呼吸音粗，双上肺可闻及少量爆裂音，心、腹未见明显异常，双下肢无明显水肿。生理反射存在，病理反射未引出。

【实验室检查】

血气分析：pH 7.382，二氧化碳分压 38.3mmHg，氧分压 72mmHg，BE–2mmol/L，HCO_3 22.8mmol/L（未吸氧状态）。血常规：红细胞计数 6.09×10^9/L，嗜酸性粒细胞总数 0.6×10^9/L（9.7%）。生化：IgE（–），

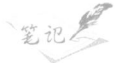

Ca^{2+} 2.27mmol/L，谷草转氨酶（AST）29.6U/L，谷丙转氨酶（ALT）16.0U/L，Cr^{2+} 70.1μmol/L，血尿素氮（BUN）5.69mmol/L，碱性磷酸酶（ALP）90.1U/L，谷氨酰转肽酶（GGT）141.2U/L。炎症指标：CRP（−）、降钙素原（PCT）（−）、红细胞沉降率（ESR）（−）。血凝：（−）。快速心功能：（−）。尿常规＋沉渣：未见异常。混合过敏原：均阴性。肿瘤标志物：CEA 11.64ng/ml，CA−211 6.21ng/ml，NSE 19.65ng/ml。CA−125 92.80U/ml，CA−153 63.20U/ml，CA−199 457.82U/ml。CA−242 90.50U/ml。抗核抗体系列：ANA胞质型1：100，细胞质抗体（＋），抗dsDNA抗体1：180。类风湿因子（RF）61.9IU/ml。抗CCP＜0.50U/ml。ANCA：MPO−ANCA 38.76RU/ml。血管紧张素轻化酶（SACE）：40U/L。6分钟步行试验：完成，实际总距离353m（78%）。

【辅助检查】

肺功能：VCmax 2.01L（102.68%），FVC 1.87L（100.07%），FEV1/FVC 94.72，FEV1/预计值1.76L（116.45%），TLCO SB 28.45%，TLCO/VA 34.72%。超声心动：主动脉瓣退行性变，三尖瓣少量反流，左心室舒张功能减低。妇科超声：子宫肌瘤。上腹部增强CT：①胃窦部胃壁可疑增厚，腹膜后若干肿大淋巴结，胰腺头部增大，胆总管下段局部扩张，恶性占位性病变不除外，建议做胃镜和MRCP进一步检查。②胆囊结石。③右肾囊肿。

胸部HRCT：可追溯患者既往肺CT的动态变化。自2011年至2017年患者共有5套保存完整肺CT，分别为2011年5月，2012年5月，2014年5月，2016年2月，2017年6月。横向同层对比肺CT动态变化，可见病变以中上肺分布为主，肺内影像学改变从2011年以小叶间隔增厚、沿淋巴道分布的小结节影为主，逐渐进展为近中央分布的网格影，伴有牵张性支气管扩张，局部可见蜂窝影改变；可见中轴间质增粗、迁曲；纵隔淋巴结轻度肿大；未见肺门淋巴结肿大（图2-1）。

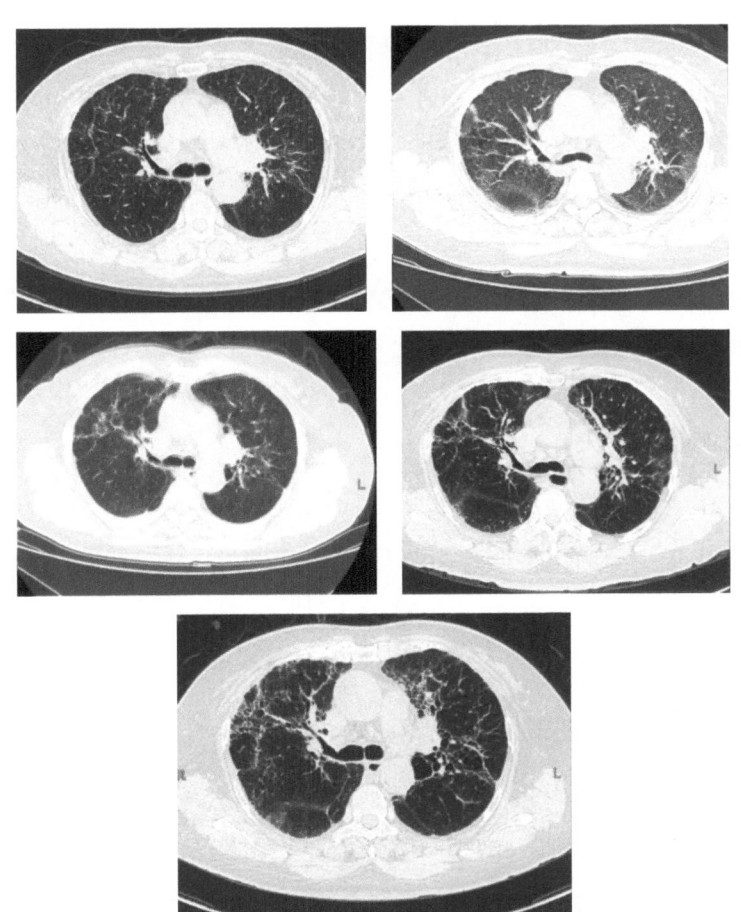

图2-1　2011—2017年肺CT动态变化，横向同层对比可见病变以中上肺分布为主，肺内影像学改变从2011年以小叶间隔增厚、沿淋巴道分布的小结节影为主，逐渐进展为近中央分布的网格影，伴有牵张性支气管扩张，局部可见蜂窝影改变；可见中轴间质增粗、迁曲；纵隔淋巴结轻度肿大；未见肺门淋巴结肿大

【诊断】

　　弥漫性肺间质疾病；结节病可能性大；高血压2级很高危；2型糖尿病；胰腺占位性病变？反流性食管炎。

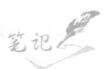

【治疗过程】

入院后完善相关检查，明确诊断为弥漫性肺间质疾病，考虑结节病可能性大，综合患者肺 HRCT 考虑处于结节病纤维化期，暂未予糖皮质激素及免疫抑制剂治疗，治疗方案予鼻导管吸氧，盐酸氨溴索 30mg，每日 3 次化痰，配合中药汤剂口服及中医理疗。建议患者口服吡非尼酮抗纤维化治疗。经治疗后，患者病情平稳，咳嗽咳痰及喘憋症状较入院前缓解后出院。

讨论与分析

【病例特点】

1. 中老年女性，隐匿起病，病程长。

2. 多于受凉后出现咳嗽咳痰伴活动后喘憋。

3. 查体：双上肺可闻及少量爆裂音，上腹部可扪及一肿物，活动度良好。

4. 抗核抗体低滴度，抗 ds-DNA 抗体 1：180，MPO-ANCA 38.76 PD/ml（阳性）。

5. 肺 CT 动态演变：由小叶间隔增厚、沿淋巴道分布的小结节影，逐渐进展为网格、牵张性支气管扩张、蜂窝，病变以中上肺分布为主；可见中轴间质增粗明显；纵隔淋巴结肿大。

【诊疗思路】

众所周知，结节病取决于①典型临床和影像学表现；②病理组织学上非干酪性肉芽肿的证据；③除外其他的肉芽肿性疾病。需要注意的是，尽管有典型的组织病理学表现，缺乏结节病的影像学特征，并且在没有相应临床症状下，不应该做出结节病的诊断。该患者老

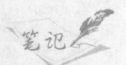

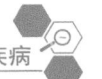

年女性，临床表现为间断咳嗽、咳痰伴活动后喘憋，肺 HRCT 可见中上肺、近中央分布的网格影，伴有牵张性支气管扩张，可见局部蜂窝样改变，病变沿支气管血管束总行，病变范围内中轴间质明显增粗、迂曲，可见纵隔淋巴结肿大，影像学符合结节病Ⅳ期表现。

疾病介绍

　　结节病是一种非干酪样肉芽肿性的疾病，病变主要累及肺部和淋巴系统等全身多个器官。结节病早在 120 多年前就被人们所认识，但目前病因尚不清楚，诊断存在困难。自从 2003 年在《柳叶刀》杂志发表的关于结节病的讨论会以来，关于结节病在诊断、治疗、护理方面有了很多进展。结节病是一种全球性的疾病，结节病患病率在 4.7~64/10 万，年发病率为 1.0~35.3/10 万。在欧洲及非洲籍美国人中发病率最高，多为成年女性；日本人发病率最低。患病率和发病率的差异与年龄、性别、民族和地理位置均有关。70% 的患者在 25 至 45 岁之间发病；然而，在欧洲和日本，发病率第二高峰出现在 50 岁以上女性患者中。结节病在 15 岁以下或 70 岁以上的人中是罕见的。男女比是 1.20 ∶ 1.75。许多研究表明，结节病的进展与遗传易感性和环境因素有关。结节病被看作为一种过度免疫反应，但引起免疫反应的抗原不明。

1. 结节病的诊断

　　是一种排除性诊断，没有单一的确诊方法。经过对疾病的认识，对结节病的诊断也提出了新的角度。这里为临床医师提供一个有效的诊断框架：

　　（1）无需活检。以下几种情况可避免侵入性诊断程序的需要，包括 Löfgren 综合征、赫尔伏特综合征、葡萄膜炎合并双肺门淋巴

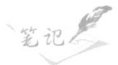
笔记

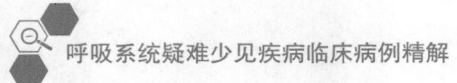
结肿大或无症状的双肺门淋巴结肿大。其次在连续的 X 线片上观察到结节病 I 期逐渐进展为结节病 II 期 X 线表现。

（2）建议活检或需要活检。一般来说，对于临床 – 影像学表现不典型的结节病，在激素和免疫抑制剂应用之前，建议行组织病理活检。肉芽肿的诊断价值取决于活检部位和病理特征，仅一个部位活组织检查阳性常常足以作为诊断依据。首选的活检部位是皮肤结节、浅表淋巴结肿大、黏膜结节。其实是对于纵隔及肺门淋巴结肿大，可通过超声引导下经支气管穿刺活检。而 CT 引导下经胸穿刺活检很少有用，除非肺内结节被考虑恶性病变时。纵隔镜下和外科肺活检，目前很少应用于结节病的诊断。唾液腺活检对眼部结节病或老年起病结节病诊断有一定帮助。最后，18FDG–PET/CT 有助于对难于判断、但易于达到的活检部位进行定位，提高阳性率。

（3）不建议活检。部分患者拒绝活检。此外，活检有时是危险的或不可行的，比如结节病晚期纤维化导致重度肺功能受损，或因为结节局限于如中枢神经系统、心脏、眼等肺外器官，难以进入。缺乏组织活检的重要手段，临床医师通过肺 CT 表现、支气管肺泡灌洗液（BALF）中 $CD4^+/CD8^+ > 3.5$、血清血管紧张素转化酶（SACE）> 2 倍正常值来确定结节病的诊断。高分辨 CT 能显示结节病的肺内特征，其中两个重要的表现为双肺门淋巴结肿大和沿血管、淋巴管分布的小结节影。然而，上述两个征象可能不明显，即使是放射科医师也需要仔细分辨。诊断结节病，还需要排除其他肉芽肿性疾病。结节病的病理特征是非干酪性肉芽肿。然而，非干酪性肉芽肿并不是结节病的特异性病理表现，它可以出现于许多感染性疾病和非感染性疾病中。包括以下疾病：感染相关疾病，特别是肺结核；职业、环境、药物相关肉芽肿性疾病；常见免疫缺陷性疾病；Blau's 综合征；结节病样肿瘤、淋巴瘤和其他特发性肉芽肿疾病。

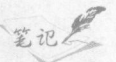

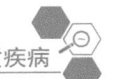

2. 结节病的评估

一旦高度怀疑或者已经证实为结节病，必须对患者进行全面评估。全面评估包括以下 3 个目标：评估受累脏器情况；梳理阳性的临床资料；评估治疗时机。

目前结节病无法被治愈，现有治疗仅改变肉芽肿病理变化及其临床转归。关于以及何时开始治疗这个问题也没有明确的指导建议。采取立即治疗或继续观察的决定可由以下三方面决定：①引起重要脏器出现严重功能障碍或不可逆损伤的风险；②存在死亡或致残的风险；③存在全身症状。具体来说，治疗的适应证包括：心脏、神经、肾脏系统受累，对局部治疗不佳的眼结节病，表现为全身症状的高钙血症等。全身皮质类固醇仍然是标准治疗，初始治疗常为波尼松 20 ~ 40mg/d 应用 6 ~ 12 周，后逐渐减量。在病情危重情况下，或者出现心脏、神经、肾脏系统受累以及眼部病变时，初始剂量可调整为 1mg/kg·d，并至少维持 12 个月防止复发。甲氨蝶呤是大多数结节病专科医生的第二选择。然而，由于甲氨蝶呤氨具有延迟作用，它必须与糖皮质激素一起使用，对涉及重要器官的结节病时，糖皮质激素和甲氨蝶呤需要同时应用，并且为长疗程治疗。过去的 10 年中，肿瘤坏死因子 α 拮抗剂，如利妥昔单抗，被越来越多地用来治疗结节病。联合治疗可能在疾病多种发病机制中起作用，减少药物的毒性作用。对终末期结节病，肺、肝、心脏或肾移植是值得考虑的合理选择。

3. 结节病的预后

多数结节病预后良好。由于晚期出现不可逆纤维化，20% 的结节病患者表现为纤维化相应的临床症状；约 12% 的 Ⅳ 期结节病患者需要长期氧疗，逐渐出现多种并发症，包括肺动脉高压（29.7%）和肺曲菌球（11.3%）。在过去的 20 年中，结节病相关的死亡率有所

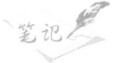

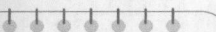

增加，特别是在55~74岁的患者中，在西方国家，死亡率高达7.6%。结节病的大多数死于晚期肺纤维化，少见的死因是心脏、中枢神经系统和肝脏受累所致。

主要参考文献

1.Valeyre D，Prasse A，Nunes H，et al.Sarcoidosis.Lancet，2014，383（9923）：1155-1167.

2.Valeyre D，Bernaudin JF，Uzunhan Y，et al.Clinical presentation of sarcoidosis and diagnostic work-up.Semin Respir Crit Care Med，2014，35（3）：336-351.

3.Baughman RP，Lower EE，du Bois RM.Sarcoidosis.Lancet，2003，361（9363）：1111-1118.

4.Nardi A，Brillet PY，Letoumelin P，et al.Stage IV sarcoidosis：comparison of survival with the general population and causes of death.Eur Respir J，2011，38（6）：1368-1373.

5.Baughman RP，Culver DA，Judson MA.A concise review of pulmonary sarcoidosis. Am J Respir Crit Care Med，2011，183（5）：573-581.

6.Jeny F，Bouvry D，Freynet O，et al.Management of sarcoidosis in clinical practice. Eur Respir Rev，2016，25（140）：141-150.

（刘　建　王玉光）

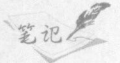

病例 3 以间质性肺改变为主要影像表现的血管炎

病历摘要

患者男性，61岁，主诉："喘憋伴胸痛、发热20天"。20天前患者无明显诱因出现胸骨后疼痛、喘憋、体温最高37.4度，到当地医院静脉注射单硝酸异山梨酯治疗后胸痛缓解，仍有喘憋症状，活动后气短，步行上楼2层或快步走时出现呼吸困难，休息后缓解，伴咳嗽、咳白色黏液痰，伴口干，无咯血，无心悸、夜间阵发性呼吸困难，无晨僵、眼干，无雷诺现象、反复发生口腔溃疡，无皮疹、光过敏，无肉眼血尿，无牙齿片状脱落、吞咽困难。行肺CT提示"双肺间质性炎症改变，右中下肺显著"，为求进一步诊治就诊于我院，遂以"间质性肺炎"收入我科。自发病以来，神志清楚，精神，饮食、睡眠可，二便如常，近20天体重下降5kg。

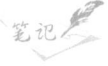

27

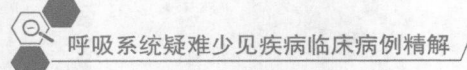

　　既往 7 年前，因"咳嗽"行胸部 CT，诊断"间质性肺炎"，未特殊治疗，后复查胸部 CT 有所好转。糖尿病病史 7 年，口服阿卡波糖治疗，控制可。2 个月前，诊断"糖尿病肾病"，口服"厄贝沙坦、尿毒清颗粒、爱西特"治疗。20 天前行彩超发现"颈总动脉斑块"口服"氯吡格雷、阿托伐他汀"治疗。个人史：久居安徽，长期饮酒 40 年，白酒为主，平均 2 两 / 日。吸烟 30 年，平均 10 支 / 日，已戒烟 8 年。从事钢厂建筑工作 30 余年，每年有 1 个月时间金属粉尘接触史，居住楼房，未使用加湿器，染发 25 年余，每月染发一次，否认宠物饲养史。家族史无特殊。

【入院查体】

　　体温 36.0℃，脉搏 76 次 / 分，呼吸 18 次 / 分，血压 100/60mmHg。全身浅表淋巴结未触及肿大。胸廓正常，胸骨无叩痛，乳房正常对称。呼吸运动正常，肋间隙正常，呼吸规整。双侧对称，双侧触觉语颤传导正常，无胸膜摩擦感，双肺叩清音，双侧呼吸音清晰，双下肺可闻及吸气相爆裂音，双侧未闻及干湿性啰音，未闻及胸膜摩擦音。心、腹查体未见明显异常。

【实验室检查】

　　动脉血气分析（鼻导管吸氧 2L/min）：氧分压 91mmHg，二氧化碳分压 37mmHg，氧饱和度 97%。血常规：白细胞计数 7.79×10^9/L；中性粒细胞百分比 64.3%，单核细胞百分比 11.0%，红细胞计数 2.72×10^{12}/L，血红蛋白 88.00g/L，血小板 139×10^9/L。生化：白蛋白 29.8g/L，前白蛋白 0.18g/L，总胆固醇 2.42mmol/L，高密度脂蛋白胆固醇 0.81mmol/L，尿素氮 16.80mmol/L，肌酐 324.70μmol/L，磷 1.62mmol/L。尿常规：红细胞（++++），尿蛋白（+），各类管型（镜检）透明 0 ~ 2，颗粒 0 ~ 2（/LP），尿上皮细胞（镜检）偶见（/HP），尿红细胞（镜检）满视野（/HP），尿白细胞（镜检）5 ~ 8（/HP），其他（镜检）散在细菌，

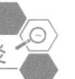

尿红细胞形态比例主要为正常形态。大便常规未见异常。动态红细胞沉降率 53mm/h。C 反应蛋白 2.15mg/dl。抗核抗体阴性，抗 ds-DNA 抗体阴性。抗 ENA 抗体谱阴性。抗中性粒细胞抗体：髓过氧化物酶（MPO）阳性 285.73RU/ml，蛋白酶（PR3）阴性 4.11RU/ml。

【辅助检查】

胸部 HRCT（图 3-1）：双肺间质纤维化；纵隔内多发小淋巴结显示，左肺门钙化淋巴结；主动脉及冠状动脉硬化；双侧胸膜轻度局限性增厚。

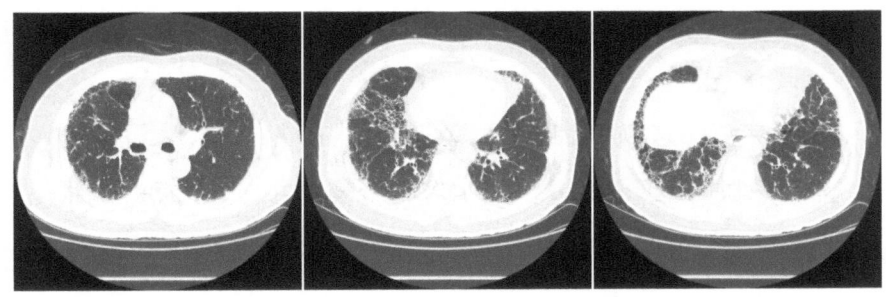

图 3-1　胸部 HRCT：双肺间质纤维化表现

进一步完善支气管镜，支气管黏膜活检：（右下叶背段开口处）支气管黏膜非特异性慢性炎。TBLB：可见少量支气管黏膜，上皮未见异形性，可见少量肺泡结构，肺泡间隔增宽，Ⅱ型肺泡上皮增生，平滑肌增生。后行肾穿，肾脏活检免疫荧光：可见 5 个肾小球，IgA（-），IgG（-），IgM（++），C1q（-），C3（++），FRA（-），HBSAg（-），HBcAg（-），沿系膜区及毛细血管壁呈团块及颗粒样沉积。电镜结果：符合 ANCA 相关性小血管炎肾损伤，符合Ⅲ型新月体性肾小球肾炎。电镜诊断：EM 肾小球缺血性皱缩，未见电子致密物，肾小管及肾间质无特殊病变。结和临床，荧光及电镜检查符合：ANCA 相关性小血管炎肾损伤。

【诊断】

ANCA 相关性小血管炎；低氧血症；2 型糖尿病；颈总动脉斑块。

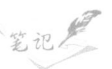

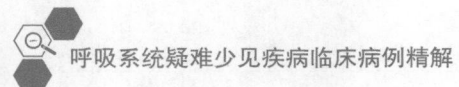

【治疗】

最终明确诊断后，予甲泼尼龙 80mg 静脉注射，每日 1 次；6 天后减量为 40mg，每日 1 次；再次应用 3 天后，改为甲泼尼龙片 40mg 口服，每日 1 次。在予激素静脉治疗期间，同时应用环磷酰胺 0.6g 静脉注射一次。出院后，嘱患者定期门诊随诊，调整激素及环磷酰胺用量。

讨论与分析

【病例特点】

该患者以喘憋为主要症状入院，同时伴有咳嗽，咳痰不明显。体格检查双下肺明显吸气相爆裂音。胸部高分辨CT提示双肺间质纤维化。

【诊疗思路】

从这些病例特点我们首先可以判断患者为间质性肺疾病，进一步分类，结合患者口干症状，不能除外结缔组织病相关性间质性肺炎。根据这些特点，进一步完善自身免疫疾病相关检查，发现抗核抗体、抗 ds-DNA 抗体、抗 ENA 抗体谱等均为阴性。此时，我们是否可以诊断患者为特发性肺间质纤维化？我们知道目前针对特发性疾病，首先一点，即排除已知因素导致的相关疾病。该患者我们是否已经全面完善相关检查？显然没有！该患者多次查尿常规均可见镜下血尿，而该患者无明显尿道感染或者结石的症状，肾脏病变是否与肺部病变为同一类疾病？我们知道全身多系统损害常见于自身免疫性疾病，而在临床工作中，以肾脏、肺为主要表现的，常见于 ANCA 相关性小血管炎。针对这一点，完善抗中性粒细胞抗体检查，发现 MPO 阳性 285.73RU/ml。进一步完善病理活检，在 TBLB 未见明显

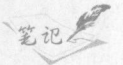

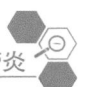

血管炎病理改变的情况下，通过肾脏活检帮助我们明确了 ANCA 相关性小血管炎的诊断。通过这一患者的诊疗过程，我们可以发现，ANCA 相关性小血管炎导致的间质性肺改变多种多样，在支气管镜未能明确诊断的情况下，肾穿是我们诊断这一疾病的又一样武器，而我们应对此更加重视。

疾病介绍

抗中性粒细胞胞浆抗体（antineutrophil cytoplasmic antibodies，ANCA）相关性小血管炎（ANCA—associated systemic vasculitis，AASV）是一组以小血管壁的炎症和纤维素样坏死为特征的系统性自身免疫性疾病，患者血清中一般都存在针对靶抗原蛋白酶 3（PR3）或 MP0 的 ANCA 阳性，主要包括韦格纳肉芽肿（WG）（现称肉芽肿性多血管炎，GPA）、显微镜下多血管炎（MPA）和 Churg—Strauss 综合征（现称为嗜酸细胞性肉芽肿性多血管炎，EGPA）。本病可以侵犯肾脏、肺脏以及全身多个系统器官。虽然各年龄段均可发病，但中老年患者多见，近一半的患者为 65 岁以上的老年人，且男性明显多于女性。

ANCA 相关性小血管炎常见肺损害，80% 以上的患者将在整个病程中出现肺部病变，胸闷、气短、咳嗽、咯血以及肺间质病变是最常见症状。另一个重要的受累脏器就是肾脏，且病变表现差异较大，多数患者可出现水肿、蛋白尿、血尿、各种管型尿等，部分患者可出现肾功能减退，甚至可致肾功能衰竭，个别患者最终进入终末期肾衰。其他全身症状包括发热、乏力、皮疹、关节肌肉疼痛、消化道症状、神经系统损害等等。其临床表现复杂多样，临床诊疗过程中须仔细鉴别。

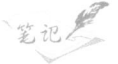
笔记

1. 实验室检查

可见白细胞升高，红细胞沉降率增快，C 反应蛋白升高，肾功能不全等。抗中性粒细胞抗体，对于 ANCA 相关性小血管炎早期诊断具有重要意义，PR3-ANCA 酶联免疫吸附测定诊断坏死性肉芽肿性血管炎的灵敏度高达 98.5%，特异度为 96%，有典型临床表现的患者 c-ANCA 的阳性预测值可达 90%。

2. 临床表现

根据不同病理及临床表现，目前 ANCA 相关性小血管炎主要包括以下三类：

（1）坏死性肉芽肿性血管炎：以呼吸道坏死性肉芽肿、肾小球肾炎和累及其他器官的血管炎三联征为主要特征的原因未明的系统性疾病。合并弥漫性肺泡出血的患者，胸片和 CT 可见肺内单发或多发肺实变，常呈结节状，有时见空洞形成。肾脏病理多表现为局灶性阶段性坏死性肾小球肾炎，伴或不伴新月体形成。

（2）嗜酸细胞性肉芽肿性多血管炎，累及中小血管的系统性坏死性血管炎，以血管外肉芽肿形成及高嗜酸性粒细胞血症为特点；患者多有过敏性鼻炎、哮喘病史，外周血嗜酸性粒细胞增多的表现。

（3）显微镜下多血管炎：系统性坏死性小血管炎，常伴有节段性、坏死性肾小球肾炎，几乎无免疫复合物的沉着，并发弥漫性肺泡出血较高，达 30% ~ 43%。MPA 患者一般有发热、无力、关节痛等症状，有 10% ~ 30% 的患者会发展为急进型肾小球肾炎，若未予以及时治疗，90% 会出现肾功能不全。

3. 治疗

激素联合免疫抑制剂已成为治疗 ANCA 相关性小血管炎的首选，特别是伴有肾脏受损的患者，能显著改善患者的预后。可分

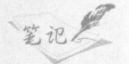

为 3 种：诱导缓解、维持缓解以及控制复发。在发现病情较重的情况下（如出现弥漫性肺泡出血、大咯血等）可行激素冲击治疗。对于诊断明确者应尽早采用激素联合细胞毒药物进行强化免疫抑制治疗，以改善患者的预后；病情控制后激素及时减量并长期应用细胞毒药物维持，以减少长期大剂量应用激素的不良反应。未经治疗的 ANCA 相关性小血管炎患者预后差，死亡率高，主要死亡原因多为呼吸衰竭和（或）肾衰竭；经治疗的患者，预后较好。但应加强随访，监测 ANCA 滴度的动态变化以及早判断疾病的复发。

主要参考文献

1.Frankel SK，Cosgrove GP，Fischer A，et al.Update in the diagnosis and management of pulmonary vasculitis.Chest，2006，129（2）：452-465.

2.Collard HR，Schwarz MI.Diffuse alveolar hemorrhage.Clin Chest Med，2004，25（3）：583-592.

3.Gómez-Puerta JA，Hernández-Rodríguez J，López-Soto A，et al.Antineutrophil cytoplasmic antibody-associated vasculitides and respiratory disease.Chest，2009，136（4）：1101-1111.

4. 中华医学会风湿病学分会 . 韦格纳肉芽肿病诊治指南（草案）. 中华风湿病学杂志，2004，8（9）：562-564.

5.Zycinska K，Wardyn KA，Zycinski Z，et al.Association between clinical activity and high-resolution tomography findings in pulmonary Wegener's granulomacytosis.J Physiol Pharmacol，2008，59（Suppl 6）：833-838.

6.Lamprecht P，Voswinkel J，Lilienthal T，et al.Effectiveness of TNF-alpha blockade with infliximab in refractory Wegener's granulomatosis.Rheumatology（Oxford），2002，41（11）：1303-1307.

（谢　飞　崔　瑷）

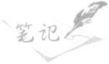

33

病例 4　博莱霉素导致间质性肺疾病

患者女性，33 岁，主诉"发现侵蚀性葡萄胎 5 个月，顺铂联合博来霉素化疗 4 个疗程后，呼吸困难 10 余天，进行性加重 4 天"于 2016 年 5 月 16 日入院。

患者 5 个多月前因"停经 2 个月，人工流产术后阴道出血 22 天"外院住院治疗，行超声检查示：宫腔内蜂窝组织 5.9cm×3.7cm，宫颈管腔近前壁杂乱回声，考虑葡萄胎，术前 HCG 212 411mIU/ml，因患者阴道出血较多，伴乏力，急诊行超声监测下吸宫术，清出葡萄样组织约 50g，未见绒毛，术后见宫腔线清晰，宫颈管处杂乱回声无变化，钳夹少许该处组织，目检为大网膜组织，考虑子宫穿孔，给予子宫动脉介入栓塞、抗感染、输血治疗，间断给予白蛋白纠正低蛋白血症，并定期监测

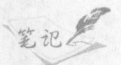

血清 β-HCG 值，术后病理示完全性葡萄胎。4 个多月前盆腔核磁考虑侵蚀性葡萄胎；剖宫产瘢痕区穿孔可能性大；清宫术后分别于 2016 年 1 月 8 日至 1 月 12 日，2016 年 2 月 2 日至 2 月 6 日，2016 年 2 月 24 日至 2 月 28 日和 2016 年 3 月 18 日至 3 月 22 日给予 PEB（顺铂、依托泊苷、博来霉素）静脉化疗 5 天，过程顺利。化疗主要副反应为恶心、呕吐、脱发及骨髓抑制等，给予止吐、升白细胞等对症支持治疗后好转。化疗 2 个疗程后 HCG 下降至正常范围，因博来霉素已达终点剂量，建议患者继续 PE（顺铂联合依托泊苷）化疗 4 个疗程，1 个多月前电话通知患者住院行第 5 个疗程化疗，患者拒绝返院治疗。10 余天前患者出现运动后呼吸困难，伴干咳、喘憋，无发热、胸痛、腹痛、阴道出血等不适，未就诊，后症状逐渐加重，近 4 天自觉呼吸困难进行性加重，伴干咳、胸闷、呼吸急促、头晕、乏力，无发热、恶心、呕吐、心慌、腹痛、尿频、尿急、尿痛等不适，1 天前来我院急诊就诊，给予抗感染等对症支持治疗，症状未见明显好转，门诊以"侵蚀性葡萄胎肺部转移"收入我院。患者自发病以来，精神、饮食、睡眠可，大小便如常，体重下降约 5kg。

【入院查体】

体温 36.9℃，脉搏 84 次/分，呼吸 23 次/分，血压 148/99mmHg。口唇无明显发绀，黏膜颜色潮红，全身皮肤黏膜无皮疹、黄染、出血点。无肝掌，未见蜘蛛痣，面部轻度浮肿。浅表淋巴结未及肿大。结膜无苍白，巩膜无黄染，双侧瞳孔等大等圆。呼吸急促，肋间隙正常，语颤正常。叩诊清音，双肺可闻及湿啰音。腹平坦，无腹壁静脉曲张，下腹部可见长约 10cm 陈旧性手术瘢痕，腹部柔软，无压痛、反跳痛，腹部无包块，移动性浊音阴性。双下肢不肿。

【实验室检查】

特异 β 人绒毛膜促性腺激素 8.69mIU/ml。生化全项示总蛋白

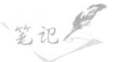

59.8g/L；白蛋白 23.8g/L；前白蛋白 0.16g/L；钾 2.8mmol/L。血常规示：白细胞计数 20.92×10⁹/L；中性粒细胞百分比 93.7%；中性粒细胞计数 19.60×10⁹/L；血红蛋白 110g/L；血小板计数 484×10⁹/L。未吸氧时血气分析示：pH 7.30；二氧化碳分压 35.0mmHg；氧分压 63.8mmHg。血氧饱和度 92.5%。抗核抗体、抗 dsDNA 抗体、自身抗体、ANCA 等筛查均阴性。肝、肾功能和血糖正常，凝血功能正常。胸部 CT 提示双肺间质改变合并感染、胸腔积液（图 4-1、图 4-2）。

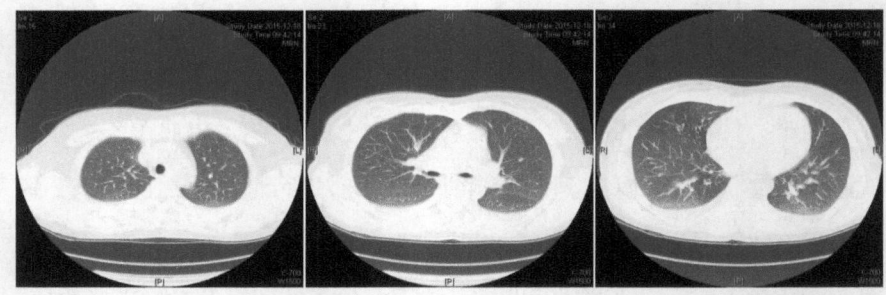

图 4-1　胸部 HRCT（博莱霉素治疗前）：双肺轻度间质改变合并感染、胸腔积液

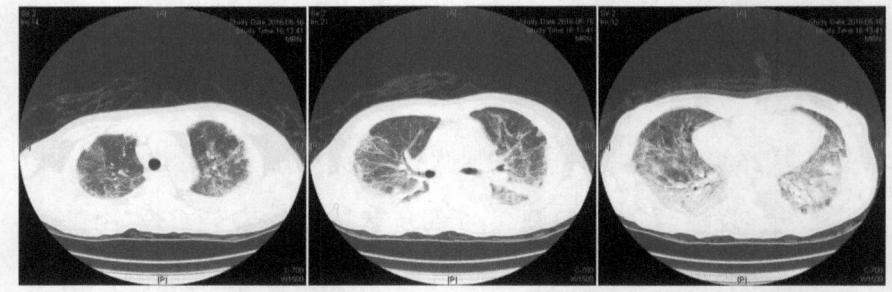

图 4-2　胸部 HRCT（博莱霉素治疗后）：双肺多发磨玻璃影、网格影及大片实变影，伴双侧胸腔积液，较治疗前影像明显加重

【治疗过程】

患者出现呼吸困难加重、白细胞及中性粒细胞、CRP 明显升高，考虑肺间质改变合并感染，予以鼻导管吸氧、舒普深抗感染治疗，入院后 4 小时，患者病情进行性恶化，予以储氧面罩 10L/min 持续吸氧中，仍感憋喘，四肢乏力，复查血气分析：pH 7.30；二氧化碳分压

33.9mmHg；氧分压 40.5mmHg；考虑患者病情进行性加重，与家属充分沟通病情，建议在充分抗感染治疗基础上加用激素治疗，入院后第 2 天，持续储氧面罩，吸氧时氧饱和度仍较低，患者呼吸急促，喘憋明显，患者就餐及不吸氧状态下氧饱和度 60% ~ 70%，无创呼吸机辅助呼吸中，持续心电监护中，血压 150/102mmHg，心率 94 次 / 分，呼吸 32 次 / 分，末梢氧饱和度 85% ~ 90%，遂转入外科 ICU 行气管插管辅助通气，继续舒普深抗感染治疗，同时吸痰、纠正电解质紊乱、营养支持等治疗，继续积极留取病原学指导抗感染治疗方案，病毒、细菌、真菌相关检查均阴性，G 实验、GM 实验均阴性，继续舒普深抗感染治疗，患者转入外科 ICU 第 3 天血象逐渐下降，白细胞计数 12.15×10^9/L；中性粒细胞饱和度 92.4%；中性粒细胞计数 11.23×10^9/L；血小板计数 306×10^9/L。改舒普深为莫西沙星继续抗感染治疗，患者血象逐渐下降，血气分析逐渐改善，根据患者病情下调呼吸机参数，外科 ICU 第 7 天顺利拔出气管插管，改为无创呼吸机辅助通气，外科 ICU 第 8 天改为文丘里面罩吸氧，逐渐降低呼吸支持为鼻导管吸氧，住院第 12 天，患者呼吸困难症状改善，但因经济原因要求出院。

【诊断】

博莱霉素导致间质性肺炎；Ⅰ型呼吸衰竭；胸腔积液；侵蚀性葡萄胎；子宫动脉栓塞术后；人工流产术后；低蛋白血症；电解质紊乱；低钾血症。

讨论与分析

【病例特点】

患者青年女性，有侵蚀性葡萄胎病史，以进行性呼吸困难、干

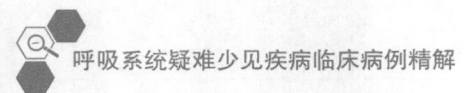

咳为主要临床表现，查体呼吸急促，双肺可闻及湿啰音，实验室检查提示血象升高，低氧血症，肿瘤标志物及自身免疫相关检查阴性，胸部高分辨 CT 提示双肺间质改变。结合患者病史、症状、体征及辅助检查，考虑患者双肺间质改变原因一方面与患者特殊用药史博来霉素有关，另不除外其他原因所致肺间质改变，如自身免疫病及肿瘤，但患者抗核抗体、抗 dsDNA 抗体、自身抗体、ANCA 等筛查指标均阴性，不支持自身免疫性疾病或结缔组织病所致肺间质疾病。肿瘤方面，患者存在侵蚀性葡萄胎，但结合患者特异性人绒毛膜促性腺激素指标及患者前后胸部CT影像学表现，影像学表现进展迅速，但患者侵蚀性葡萄胎治疗效果显著，不支持肿瘤转移所致肺间质改变，综合上述因素，考虑患者肺间质疾病由博来霉素所致。

【诊疗思路】

回顾患者整个诊治过程，以激素治疗为基石，同时给予呼吸支持、抗感染治疗保驾、加强营养支持、纠正电解质紊乱等支持治疗，患者病情逐渐改善，整个过程及患者转归支持最初诊断肺间质疾病由博来霉素所致，但合并感染后患者病情迅速恶化，不支持侵蚀性葡萄胎肺部转移所致肺间质改变，整个治疗过程未进行化疗，但经呼吸支持及抗感染等治疗后病情改善，因此不支持肿瘤肺转移。另患者自身抗体等指标阴性，不支持自身免疫性疾病。综合上述，患者具有明确用药史，就治疗过程支持肺间质疾病合并感染的诊断。治疗方面应积极进行呼吸支持以改善患者预后，同时加强气道管理、营养支持等治疗。

弥漫性实质性肺疾病在临床表现和病理生理过程存在很多相似之处，但不同的弥漫性实质性肺疾病在病因、发病机制、病理改变、自然病程、治疗方法和预后等方面不尽相同。临床诊断弥漫性实质性肺疾病，需依靠详细的病史、体格检查、胸部高分辨 CT、肺功能

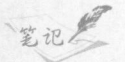
笔记

检查，同时还需要临床、放射、病理等相关学科的共同参与。弥漫性实质性肺疾病的诊断主要包括以下 3 个步骤：

1. 明确是否为弥漫性实质性肺疾病

　　该类疾病最常见的症状是进行性呼吸困难、干咳和乏力，多数呈慢性进展，体格检查可发现双侧肺底闻及 Velcro 啰音。胸部高分辨 CT 对诊断弥漫性实质性肺疾病具有重要作用，其影像学特点是双肺弥漫性病变，病变性质主要为间质性改变，如磨玻璃影、线状（网状）、小结节影或混合存在，也可见囊泡状改变、含支气管征、团块状影，也可表现为蜂窝状改变。肺功能主要表现为阻塞性通气功能障碍和弥散功能障碍。动脉血气分析可出现不同程度的低氧血症。

2. 明确属于哪类弥漫性实质性肺疾病

　　（1）询问病史：包括环境接触史、职业史、个人史、治疗史、用药史、家族史和基础疾病情况。

　　（2）胸部影像特点：根据影像学的特点、病变分布、有无淋巴结和胸膜受累等进行鉴别诊断，如病变以肺上叶分布为主提示肺朗格汉斯组织细胞增多症、囊性肺纤维化和强直性脊柱炎；病变以肺中下叶为主提示特发性肺纤维化，以及与类风湿关节炎、硬皮病相伴的肺纤维化；病变主要累及下肺野并出现胸膜斑或局限性胸膜，肥厚提示石棉肺；胸部 X 线片呈游走性浸润影提示变应性肉芽肿性血管炎、变应性支气管肺曲菌病、慢性嗜酸细胞性肺炎；气管旁和对称性双肺门淋巴结肿大强烈提示结节病，也可见于淋巴瘤和转移癌；蛋壳样钙化提示硅沉着病和铍肺，出现 Keley B 线而心影正常时提示癌性淋巴管炎，如果伴有肺动脉高压，应考虑肺静脉阻塞性疾病；出现胸膜腔积液提示类风湿关节炎、系统性红斑狼疮、药物反应、石棉肺、淀粉样变性、肺淋巴管平滑肌瘤病或癌性淋巴管炎；

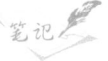
笔记

肺容积不变或增加提示并存阻塞性通气障碍如肺淋巴管平滑肌瘤病、肺朗格汉斯组织细胞增多症、结节病等。

3. 完善相关检查

（1）支气管肺泡灌洗检查

1）有确诊价值或者有助于诊断：找到病原体，找到癌细胞，灌洗液呈牛乳状，PAS 染色阳性，或灌洗液呈铁锈色或找到含铁血黄素细胞。

2）灌洗液细胞成分：如结节病、外源性过敏性肺泡炎、非特异性间质性肺炎等灌洗液中淋巴细胞明显增多，嗜酸粒细胞肺炎灌洗液中嗜酸粒细胞常 > 20%。

（2）实验室检查

如抗 GBM 抗体（肺出血 - 肾炎综合征），ANCA（韦格纳肉芽肿），血清沉淀抗体（外源性过敏性肺泡炎），自身抗体（相应的结缔组织病）等检查对疾病诊断具有重要价值。

（3）肺组织活检

1）经支气管镜肺活检：其优点为操作较简便，安全性大，可作为常规检查，但因受取材部位和标本量的限制（组织小），不能全面反映肺部病变的范围和程度，漏诊率较高。支气管镜肺活检对诊断小叶中心性的病变，如肉芽肿性疾病、恶性肿瘤或弥漫性病变如弥漫性肺泡损伤、嗜酸性细胞肺炎，以及带状分布的肺泡蛋白沉积症等疾病的诊断非常有用。有时支气管镜肺活检的组织包含对诊断有帮助的区域时，能诊断淀粉样变、淋巴管肌瘤病。

2）外科肺活检：包括开胸肺活检和经胸腔镜肺活检：因取得组织较大（2cm×2cm），病理阳性率较高，可达 95% 以上。外科肺活检的临床指征：①相对年青的患者，年龄 < 50 岁；②有发热、体重下降、盗汗、咯血的病史；③明显的肺间质病的家族史；④有周

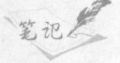

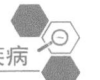

围肺血管炎的相关症状和体征；⑤非典型的特发性肺间质纤维化的胸部影像表现，如上叶病变，结节、斑片影伴随亚段的间质性病变，肺门或纵隔淋巴结肿大，胸膜渗出或瘢痕，Kerley B 线等；⑥不可解释的肺外表现，肺动脉高压、心脏扩大；⑦迅速进展、恶化疾病；⑧确定或排除某些职业病。需要指出的是，外科肺活检要求在表现明显炎症和轻度纤维化的病变处取材，要包括邻近病变部位的大体呈正常表现的肺组织，如能够在 1 个以上的肺叶取材更有帮助。

博来霉素致肺损伤机制研究

博来霉素（bleomycin，BLM）族抗生素为氨基糖肽类天然产物，1966 年由日本学者梅泽滨夫等首先从轮枝链霉菌（streptomyces verticillus）的培养液中分离得到博来霉素后，已经发现 15 种天然组分，它们的结构之间仅在末端胺上差别，例如：博来霉素（主要成分 BLMA 和 BLMB）、培洛霉素（peplomycin）、平阳霉素（pingyangmycin，BLMA）、博安霉素（boanmycin，BLM）等。博来霉素在临床应用已经 40 多年，为一线治疗药物，抗癌活性强，尤其对淋巴癌、鳞状细胞癌、肺癌和睾丸癌等具有很好的疗效。博来霉素不良反应低，不会引起白细胞减少，对机体免疫功能影响小，用于多种肿瘤性疾病的治疗。但该药物可引起肺纤维化，并严重影响患者生活质量及预后。

博来霉素致肺损伤病理改变早期多以巨噬细胞及中性粒细胞为主的炎性细胞浸润，伴有毛细血管增生，其后成纤维细胞明显增多，毛细血管腔闭塞，肺泡结构破坏肺间质纤维化形成。纤维化的过程包括上皮细胞基膜的破坏，间质细胞通过上皮细胞基膜的间隙进入肺泡腔及肺泡腔内细胞外基质的沉积。肺泡Ⅱ型上皮细胞与成纤维

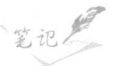

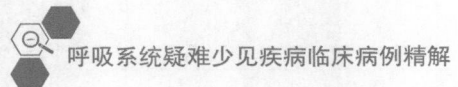

细胞直接作用参与肺纤维化的发生。其中多种细胞因子参与了肺纤维化的进程。TGF-beta 1 可通过诱导细胞外基质聚集，在各种纤维增生代谢紊乱中具有核心作用。TGF-beta 1 还可刺激间质细胞的增生，形成大量的细胞外基质，造成组织纤维化。另一调节细胞外基质沉积的重要物质是基质金属蛋白酶（MMPs）和金属蛋白酶抑制剂（TIMPs）两大酶系。此外，博来霉素干预后肺组织中肺泡表面活性物质 SP-A mRNA、SP-B mRNA、SP-C mRNA 表达水平降低，从而降低细胞氧自由基的产生，因此加重肺损伤。成纤维细胞是肺 I 型胶原产物的主要来源，肺组织中成纤维细胞增多，I 型胶原显著增加，引起 I 型及 III 型胶原比例失调，最终导致胶原沉积，形成肺纤维化。

主要参考文献

1.Urawa M，Kobayashi T，D'Alessandro-Gabazza CN，et al.Protein S is protective in pulmonary fibrosis.J Thromb Haemost，2016，14（8）：1588-1599.

2.Robert S，Gicquel T，Victoni T，et al.Involvement of matrix metalloproteinases（MMPs）and inflammasome pathway in molecular mechanisms of fibrosis.Biosci Rep，2016，36（4）：e00360.

3.Boehme SA，Franz-Bacon K，DiTirro DN，et al.MAP3K19 Is a Novel Regulator of TGF-β Signaling That Impacts Bleomycin-Induced Lung Injury and Pulmonary Fibrosis.PLoS One，2016，11（5）：e0154874.

4.Xu Y，Luchsinger L，Lucey EC，et al.The effect of class II transactivator mutations on bleomycin-induced lung inflammation and fibrosis.Am J Respir Cell Mol Biol，2011，44（6）：898-905.

（郝 敏 崔 瑗）

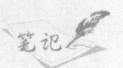

病例5 靶向药物治疗引起肺损伤

病历摘要

　　患者男性，49岁，入院前18个月（2010年9月）因腹胀、消瘦、白细胞升高、脾大，经骨髓细胞学、流式细胞学、遗传学检查存在染色体 t（9；22）、分子生物学存在 bcr/abl 融合基因（＋）等检查确诊为慢性粒细胞性白血病（慢性期），一直服用一代酪氨酸激酶抑制剂伊马替尼（格列卫）400mg/d 治疗，复查血常规恢复正常，染色体易位消失、bcr/abl 融合基因转为阴性，疾病达到完全缓解。入院前7个月（2011年9月）因胃痛、憋气等不良反应不能耐受伊马替尼 400mg/d，减至 200mg/d，仍不能耐受后自行停药。入院前5个月（2011年11月）疾病复发，加用羟基脲、干扰素治疗但控制不佳，后自服伊马替尼 200mg/d。5天前（2012年3月21日）患者因颜面、

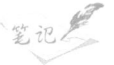

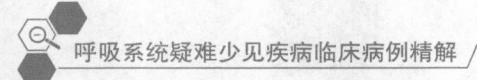

下肢水肿于门诊复查，血常规：白细胞计数 384×10^9/L，血红蛋白 53g/L，血小板计数 255×10^9/L。患者自觉胸闷，无咳嗽、咳痰、发热等。为进一步诊治收入院。既往体健。否认毒物接触史。吸烟、饮酒史二十多年。否认家族性遗传病史。

【入院查体】

结膜苍白，巩膜无黄染。颈静脉充盈，浅表淋巴结未及肿大。胸骨压痛阴性。双肺呼吸音粗，未闻及干湿性啰音。心率 85 次/分，律齐，各瓣膜听诊区未闻及病理性杂音。腹部平坦，未见腹壁静脉曲张、胃肠型及胃肠蠕动波。腹软，无压痛，肝肋下 2cm，脾肋下 16cm，质硬，无触痛。移动性浊音阴性。双下肢中度可凹性水肿，右侧显著。

【辅助检查】

血常规：白细胞计数 384×10^9/L↑，血红蛋白 53g/L↓，血小板计数 255×10^9/L；血生化：AST 32U/L、ALT 37U/L，K^+ 3.0mmol/L↓，LDH 795U/L↑，d-羟基丁酸脱氢酶（HBDH）734U/L↑，BUN 10.13mmol/L↑，Cr^{2+} 162.2μmol/L↑。凝血四项：凝血酶原时间（PT）16 秒，INR 1.47，活化部分凝血活酶时间（APTT）46 秒↑。D-二聚体 0.85mg/L↑。PCT 1.97ng/ml↑，提示有严重感染。骨髓细胞学：骨髓增生活跃，粒系百分比 74.5%，原始粒细胞百分比 17.5%，早幼粒细胞百分比 16%，嗜碱细胞百分比 17%，单核细胞百分比 22.5%，其中原始粒细胞+幼稚单核细胞总百分比 13.5%。结论：慢性粒细胞白血病急变为急性髓性白血病（M_4）。遗传学存在 t（9；22）；分子生物学：bcr/abl P210（+），未见基因突变。血气分析示 pH 7.387，动脉血氧分压（PaO_2）89.1mmHg，动脉血二氧化碳分压（$PaCO_2$）35.2mmHg，动脉血氧饱和度（SaO_2）92.5%。胸部高分

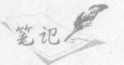

辨 CT：肺间质病变考虑白血病浸润，合并肺炎（图 5-1）。

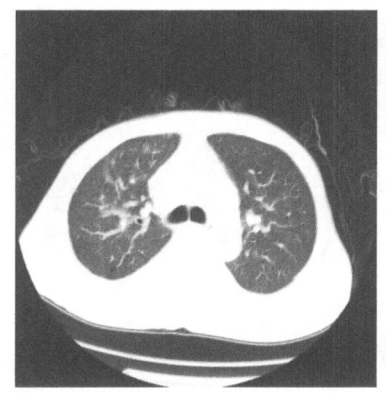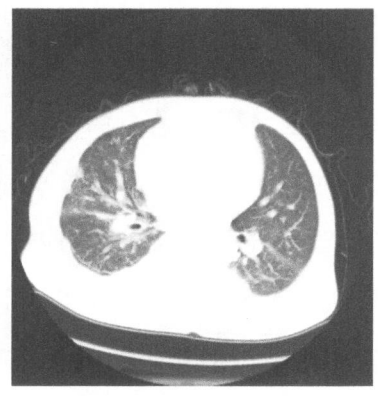

图 5-1　胸部 HRCT：右肺上叶可见散在分布的斑片状磨玻璃影，细支气管壁增厚，双下肺可见斑片状磨玻璃影，支气管血管束增粗，右肺下叶可见小斑片状实变影，胸膜下线

【治疗过程】

患者诊断为急性髓性白血病（M_4），慢性粒细胞白血病（转化），白血病肺浸润，肺炎，凝血功能异常，低白蛋白血症。给予羟基脲降白细胞，别嘌醇降尿酸，莫西沙星抗感染；同时给予补液、碱化尿液、补充悬浮红细胞，补充血浆，补充白蛋白利尿。因患者存在分子生物学异常，羟基脲应用 5 天（2012 年 4 月 1 日）白细胞降至 116.23×10^9/L 后停用，加用二代酪氨酸激酶抑制剂达沙替尼 140mg/d。用药第 2 日（2012 年 4 月 2 日）患者胸闷憋气加重，出现高热，最高 38.6 度，不伴寒战。听诊肺部干湿啰音较前增多。血气分析示 pH 7.478，pO_2 46.1mmHg，pCO_2 28.2mmHg，SO_2 83.5%，予文丘里面罩吸氧不能改善 I 型呼吸衰竭，换用储氧面罩吸氧。考虑不除外肺部感染控制不佳，将抗生素升级为头孢吡肟抗感染。用药第 6 日（2012 年 4 月 6 日）患者喘憋继续加重，WBC 降至 31.76×10^9/L，生化 BUN 16.38mmol/L ↑，Cr142.80μmol/L，尿酸（URIC）502μmol/L ↑，K^+5.6mmol/L ↑，Ca^{2+} 1.56mmol/L ↓，P 2.68mmol/L ↑，考虑存在

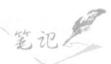

肿瘤溶解综合征，换用碳青霉烯类药物抗感染的基础上，加用甲波尼龙 40mg/d，达沙替尼减至 70mg/d，并降尿酸、纠正电解质紊乱。之后两周（2012 年 4 月 7 日至 2012 年 4 月 22 日）患者肺部仍有啰音，完善血培养（-）、G 试验（-）、痰培养（-），给予头孢拉定、二性霉素 B 抗感染治疗，逐渐停用甲波尼龙。复查骨髓：慢粒急变治疗后达到部分缓解，继续达沙替尼 70mg/d 治疗原发病。在储氧面罩吸氧的情况下患者憋气症状较前改善，SaO_2 维持在 90% ~ 96%。2012 年 4 月 24 日患者喘憋再次加重，稍活动后呼吸困难。心电监护示：SaO_2 维持在 80% ~ 90%。复查胸部高分辨 CT（图 5-2）：①肺间质病变考虑白血病浸润；②合并肺炎；③双肺间质性肺炎——药物相关性？

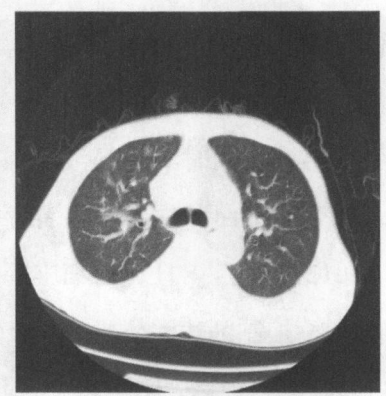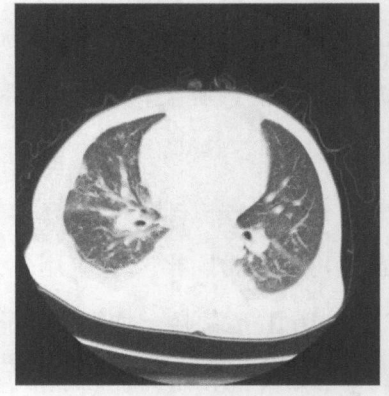

图 5-2　胸部 HRCT：双肺上叶可见大片实变影，边界清楚，
其内可见支气管充气征，小叶间隔增厚

患者再次喘憋加重考虑不除外药物性肺损伤，立即停用可疑药物——达沙替尼，给予甲波尼龙 200mg，连续 6 天，后减至 120mg，连续 3 天，之后换用口服波尼松逐渐减量。原发病控制改用阿糖胞苷 50mg/d。经上述治疗后患者喘憋症状逐渐好转，非吸氧状态心电监护：SO_2 97% ~ 100%。出院前复查胸部高分辨 CT（图 5-3）：双肺多发阴影，较 2012 年 4 月 24 日明显好转；双上肺散在

肺大泡；双肺间质性病变？纵隔内及腋窝多发淋巴结显示，部
分增大；主动脉硬化；双侧胸膜局限性增厚。复查血常规 WBC
10.02×10^9/L；HGB 73.0g/L；PLT 30×10^9/L。复查骨髓细胞学仍为
急性髓性白血病（M_4）部分缓解。

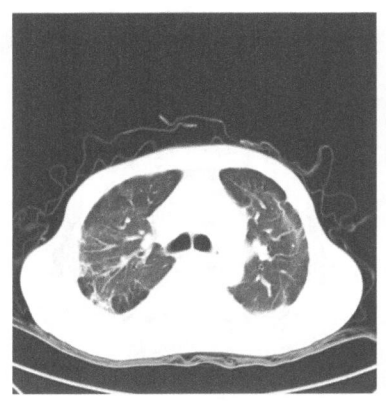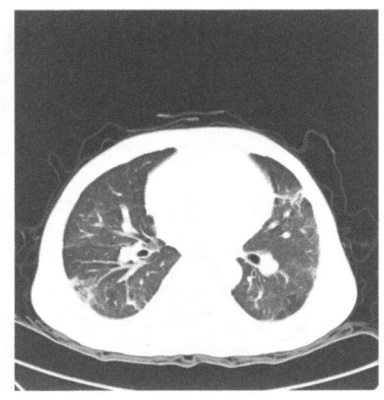

图 5-3　胸部 HRCT：双肺上叶实变影明显吸收好转

讨论与分析

【病例特点】

　　此患者是一位慢性粒细胞性白血病急变为急性白血病患者，发
病过程中存在高白细胞血症。

　　白血病是一类造血干细胞恶性克隆性疾病。急性白血病表现为
贫血、出血、感染、肝、脾、淋巴结肿大和骨骼疼痛等。白血病细
胞可随血液、淋巴道浸润至身体各个组织器官，常见的髓外累及包
括皮肤、胃肠道、呼吸道、心脏、泌尿道、中枢神经系统等。高白
细胞血症定义为 WBC $> 100 \times 10^9$/L，是急性白血病的独立预后不
良因素，此时化疗可导致脑出血、肺白细胞停滞综合征。肺脏、中
枢神经系统、阴茎的血液循环非常丰富，对白细胞滞留的影响最敏感。

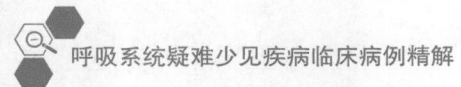
当白细胞过高时由于血管闭塞、浸润、破坏，以及僵硬衰老的原始细胞的影响，大量细胞内容物排出及由此产生的细胞聚集可造成肺白细胞停滞综合征。

【诊疗思路】

此患者在诊治过程中共出现三次明显呼吸系统症状——胸闷、呼吸困难。

（1）2012年就诊时患者因慢性粒细胞白血病复发服用伊马替尼治疗后疾病控制不佳，白细胞升至$384 \times 10^9/L$。就诊时患者自觉胸闷，无咳嗽、咳痰、发热等；胸部无阳性体征；胸部高分辨CT为肺间质病变；胸闷考虑为白血病肺部浸润所致。

白血病肺部浸润的条件：好发于外周血中白血病细胞数目非常高的情况下。浸润的途径：主要沿肺的淋巴道、血液浸润。白血病肺部浸润最常见于疾病终末阶段，亦可发生于早期白血病。呼吸道症状相对较轻，多发生在白细胞明显升高时，抗生素治疗无效。20% ~ 60%的慢性白血病患者尸检时检出存在肺部浸润，而生前胸片显示白血病肺部浸润的患者不足5%，因而X线片对白血病肺浸润并不敏感。最有价值的检查方法是高分辨率CT，病灶多发生在两肺下野，呈多发性，主要是间质病变。胸部高分辨率CT常见影像学改变：①支气管血管束增粗：支气管壁规则或不规则增厚，从肺门区到小叶动脉或支气管水平的肺动脉的增粗占81.8%，阳性预测值和阴性预测值分别为75.0%和90.5%。②小叶间隔增厚：呈数厘米线状，垂直于胸膜，多在胸膜下，均匀增厚或呈结节状。③周围肺动脉增粗：小叶中央动脉或小叶间动脉增粗，逗点状或"Y"型，阳性预测值及阴性预测值分别为60.0%和89.9%。④磨玻璃密度改变：指邻近血管可见而肺实质呈不透明改变，多数不按肺小叶及肺段分

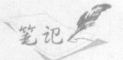

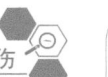

布，在支气管血管束周围、胸膜下随机分布。⑤实变影：肺实质和血管均呈不透明改变，多数不按肺小叶及肺段分布，在支气管血管束周围、胸膜下随机分布。⑥结节影：结节 < 10mm 者属小结节，> 10mm 者属大结节，可分为小叶中央型、支气管血管周围型和随意分布型。

白血病肺浸润的诊断：①符合白血病诊断标准；②有呼吸系统症状；③胸部 CT 表现多种多样，但有明显侵犯淋巴周围肺间质倾向，肺间质增厚提示诊断，具有诊断价值的征象——支气管血管束增粗及周围肺动脉增粗；④抗感染治疗 5 ~ 7 天无效或症状加重，抗白血病治疗有明显疗效，完全缓解后肺部病变消失。

白血病肺浸润的治疗：针对原发病化疗，随着原发病的缓解肺部病变减轻或消失。

（2）此次住院治疗初始给予羟基脲，后给予第二代酪氨酸激酶抑制剂达沙替尼治疗后白细胞迅速由 $384 \times 10^9/L$ 降至 $31.76 \times 10^9/L$，同时生化出现高尿酸、高钾、高磷、低钙血症；考虑患者喘憋加重不除外与肿瘤溶解综合征所致全身炎症反应综合征有关。由于当时对靶向药物不良反应认识较少，并没有复查肺部影像学，当时亦可能有靶向药物所致间质性肺病（interstitial lung disease，ILD）的因素参与。

肿瘤溶解综合征（tumorlysissyndrome，TLS）是肿瘤细胞快速溶解后细胞内各种电解质离子、核酸和蛋白质及其代谢产物大量、突然释放入血并超过机体的自身稳定机制所引起的代谢紊乱综合征。TLS 最多见于血液系统恶性肿瘤。2009 NCCN 非霍奇金淋巴瘤诊疗指南中首次建议在高度恶性淋巴瘤的治疗中针对 TLS 采取预防措施。肿瘤溶解综合征具有以下特征：高尿酸血症、高钾血症、高磷血症而导致的低钙血症等代谢异常。常伴有代谢性酸中毒。少数严

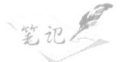

49

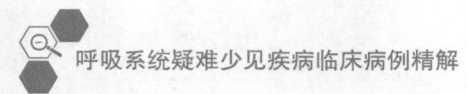

重者还可发生急性肾功能衰竭、严重的心律失常如室性心动过速和心室颤动。发病机制主要是由于大量细胞破坏，细胞内离子及代谢产物进入血液，导致代谢异常及电解质紊乱。TLS 发生的高危因素包括：①宿主因素：如脱水、低钠（限于实体瘤）、已有肾损害（包括血液肿瘤对肾脏浸润引起的肾损害）、尿路梗阻、高尿酸（儿童 > 476μmol/L、成人 > 595μmol/L）和少尿等；②疾病因素：a. 病理类型为 Burkitt 淋巴瘤、淋巴母细胞性淋巴瘤、弥漫大 B 细胞淋巴瘤、急性淋巴细胞白血病和对治疗有快速反应或高增殖率的实体肿瘤（如转移性胚细胞瘤等）。b. 肿瘤负荷，如 > 10cm 的巨块肿瘤、全身广泛病变（尤其是巨块小细胞肺癌或伴广泛肝脏转移）、LDH > 2 倍正常上限或 WBC > 25×10^9/L 等；c. 治疗因素：应用顺铂、阿糖胞苷、依托泊苷和甲氨蝶呤等强烈化疗。TLS 的预防和治疗手段包括水化、碱化、降低尿酸、血透和纠正电解质紊乱等措施。

（3）在整体治疗 3 周以后白细胞已降至 10×10^9/L 左右，患者再次喘憋加重，Ⅰ型呼吸衰竭，胸部 CT 示双肺间质性肺炎——药物相关性？考虑患者第 3 次喘憋加重与靶向药物所致 ILD 关系较大。通过立即停用可疑药物——达沙替尼，给予糖皮质激素治疗后患者肺部症状、体征及影像学均有了明显改善。

抗肿瘤药物能够引起肺损伤，主要是导致弥漫性间质性肺损伤和非心源性肺水肿。肺损伤在化疗后发病率为 10%。能够引起肺损伤的药物包括细胞毒性药物（博来霉素，丝裂霉素，阿霉素）、亚硝脲类（卡莫司汀，司莫司丁）、抗代谢药（甲氨蝶呤，阿糖胞苷，氟达拉滨）、烷化剂（白消安，环磷酰胺，异环磷酰胺，瘤可燃，甲基卞肼）、植物类（鬼臼类 – 依托泊苷，长春碱类、紫杉醇）、生物反应调节剂（肿瘤坏死因子，干扰素，白介素 –2）、激素类（三苯氧胺）、靶向药物（维甲酸、酪氨酸激酶抑制剂、单抗）等。靶

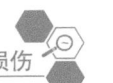

向药物随着临床的广泛应用，其所引起的 ILD 越来越引起临床医生的重视。

疾病介绍

　　肿瘤分子靶向药物是抗肿瘤药物的一类，以某些肿瘤细胞膜上或细胞内特异性表达的大分子为作用靶点，从而更加特异性地作用于特定肿瘤细胞，阻断其生长、转移或诱导其凋亡，抑制或杀死肿瘤细胞，达到控制肿瘤的目的。肿瘤分子靶向药物随着临床的广泛应用，其所引起的 ILD 越来越多见。ILD 是一组主要累及肺间质、肺泡或细支气管的肺部弥漫性疾病，以活动性呼吸困难、X 线胸片弥漫性浸润阴影、限制性通气障碍、弥散功能降低和低氧血症为临床表现的不同种类疾病群构成的临床 – 病理实体的总称。肿瘤分子靶向药物所致 ILD 的危险因素包括男性，吸烟，遗传因素、既往存在肺部疾病如先天性肺纤维化，曾患间质性肺炎等。

　　肿瘤分子靶向药物所致 ILD 的发病机制尚不清楚。可能有以下几种因素：①通过影响肺损伤修复造成 ILD。通过阻断表皮生长因子受体（EGFR）进而影响肺损伤修复：针对 EGFR 的酪氨酸激酶抑制剂，如吉非替尼、厄洛替尼和针对 EGFR 的单克隆抗体，如西妥昔单抗。通过阻断血管内皮生长因子受体（VGFR）进而影响肺损伤修复：针对 VGFR 的靶向药物，如索拉菲尼和针对 VGFR 的单克隆抗体，如贝伐单抗。通过阻断血小板衍生因子受体（PDGFR）进而影响肺损伤修复：针对 PDGFR 的酪氨酸激酶抑制剂，如伊马替尼，伊马替尼同时作用于 BCR/ABL 融合基因。②过敏性损害，表现为Ⅰ型、Ⅲ型、Ⅳ型过敏反应。③释放细胞因子，使血管通透性增加，同时细胞因子造成炎症反应导致 ILD。例如 CD20 单克隆抗体美罗

笔记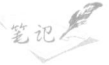

51

华和靶向 PML/Rara 融合基因的维甲酸。维甲酸治疗急性早幼粒细胞白血病时可引发分化综合征。临床表现为发热、体重增加、肌肉骨骼疼痛、呼吸窘迫、肺间质浸润、胸腔积液、心包积液、皮肤水肿、低血压、急性肾衰竭甚至死亡。平均发生在维甲酸治疗后 12 天（0～46 天）。发病机制可能与血管通透性增高，白细胞增高并释放大量细胞因子（IL-1、IL-6、TNF-α）和黏附因子（CD116、CDw65、VLA-4、CD11a/CD54）表达增加有关（表 5-1）。

表 5-1 常见靶向药物及其引起肺损伤可能机制

名称	代表药物	治疗疾病	肺损伤可能机制
针对 EGFR-TKI	吉非替尼 厄洛替尼	非小细胞肺癌	通过阻断 EGFR 阻碍肺泡损伤修复
针对 EGFR- 单抗	西妥昔单抗	头颈鳞癌 结直肠癌	通过阻断 EGFR 阻碍肺泡损伤修复
针对 VEGF	索拉菲尼	肾癌肝癌	通过阻断 VEGF 阻碍肺泡损伤修复
针对 VEGF- 单抗	贝伐单抗	结直肠癌 肾癌	通过阻断 VEGF 阻碍肺泡损伤修复
针对 BCR/ABLPDGFR-TKI	伊马替尼	慢性粒细胞白血病 胃肠间质瘤 慢性嗜酸细胞白血病	通过阻断 PDGF 阻碍肺泡损伤修复
针对 CD20 单抗	美罗华	B 细胞淋巴瘤	超敏反应或细胞因子
针对 PML/Rara	维甲酸 亚砷酸	急性早幼粒细胞白血病	细胞因子
蛋白酶体抑制剂	硼替佐米 卡非佐米	骨髓瘤系统性轻链淀粉样变性	超敏反应或细胞因子（IL-6 IFN-γ）

肿瘤分子靶向药物所致 ILD 的诊断：主要依赖于影像学特征和排他性诊断：①近期使用过靶向药物；②临床表现、影像学、病理学分型提示 ILD；③除外其他引起 ILD 的病因；④停药后症状好转；⑤重新使用该药，症状再发。最重要的是排除其他疾病，包括感染性疾病、肿瘤进展、肺栓塞或肺梗死、先前存在的间质性肺炎及放

笔记

射性肺炎等。血液学、影像学、细菌培养及气管镜检查有助于鉴别诊断。

肿瘤分子靶向药物所致 ILD 的治疗：①停用相关抗肿瘤药物。②大剂量糖皮质激素。呼吸衰竭的患者推荐类固醇的用法：甲波尼龙 1000mg/d，3 天之后逐渐减量；轻型患者建议甲波尼龙 60mg q6h/d。③其他支持治疗，如支气管扩张剂、静脉补液、血管加压素、机械通气等在严重过敏反应及循环衰竭患者中也可应用。此外，大剂量氨溴索、γ-干扰素等治疗亦有报道。

主要参考文献

1.Kaushansky K，Lichtman MA，Prchal J，et al.Williams Hematology 8th edition.2010.

2. 周小钢，于亚平.肿瘤溶解综合征诊断及治疗进展.现代肿瘤医学，2010，18（6）：1230-1233.

3. 王慧，宗晓福.肿瘤靶向药物相关的间质性肺病的研究进展.临床肿瘤学杂志，2013，18（4）：372-376.

4.Yoshizawa K，Mukai HY，Miyazawa M，et al.Bortezomib therapy-related lung disease in Japanese patients with multiple myeloma：incidence，mortality and clinical characterization.Cancer Sci，2014，105（2）：195-201.

5.Saito Y，Gemma A.Current status of DILD in molecular targeted therapies.Int J Clin Oncol，2012，17（6）：534-541.

（刘爱军）

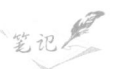

病例 6　罕见的双肺弥漫性钙化 – 肺泡微石症

病历摘要

患者男性，41 岁，主诉："间断咳嗽、咳痰伴喘息 8 年，受凉加重 3 周"。患者 8 年前无明显诱因开始出现咳嗽、咳少量白痰，未系统诊治。曾于外院疑诊为肺结核并予抗结核治疗 1 个月，症状未见好转。近年来以上症状逐渐加重，并出现活动后气短、活动耐力下降。2008 年 8 月外院查胸片示："双肺散在小点状高密度影"（图 6-1）。其后行胸部 CT 检查示双肺点状高密度影（图 6-2A，图 6-2B，图 6-2C）。既往史、个人史、家族史：患者否认毒物、射线、粉尘接触史。无烟酒嗜好。爱人子女体健。患者弟弟 18 岁起出现呼吸困难，于当地医院诊为"肺部罕见病"，未系统诊治，于 21 岁时去世。其父母为近亲结婚，分别因"肺结核""胃癌"

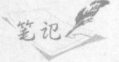
笔记

去世。患者 3 个姐姐，体健，肺部影像学检查未见异常。

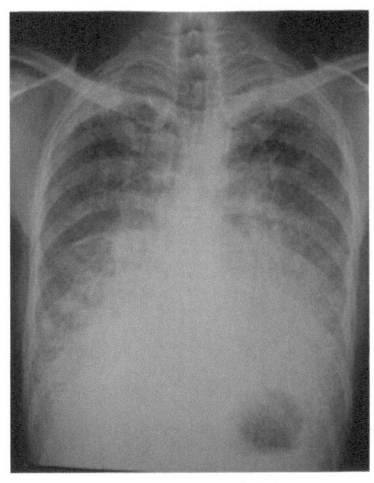

图 6-1　胸部 X 线片：双肺弥漫分布的细沙样高密度结节影，以中下肺野中带最为密集，部分融合呈"暴风沙"状，心缘、膈肌均被遮盖

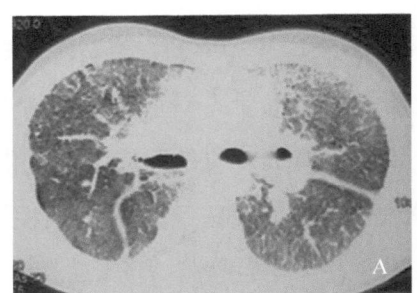
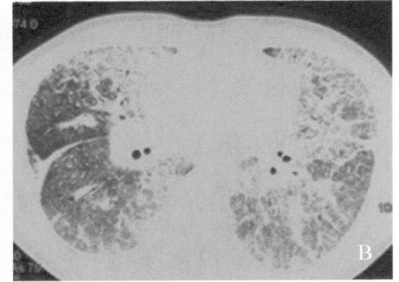
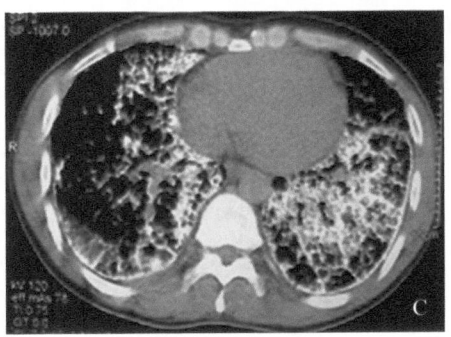

图 6-2　胸部 CT：A. 双肺广泛对称性弥漫分布的细沙样小结节影，部分融合成片，以纵隔旁、下肺野、叶间胸膜旁显著；B. 双肺散在小点状高密度影，病灶沿支气管血管束、胸膜下分布；C. 纵隔窗可见高亮的结节影，不规则的点状、条状软组织影和钙化影，呈现"火焰征"

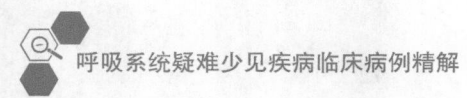

【入院查体】

体温 36.2℃，脉搏 70 次 / 分，呼吸 24 次 / 分，血压 120/70mmHg。体型消瘦，口唇发绀，浅表淋巴结未触及肿大，颈静脉轻度充盈。双肺呼吸音粗，双下肺可闻及爆裂音。心率 70 次 / 分，律齐，P2 亢进，双手杵状指，甲床发绀。腹部未见明显异常，双下肢无明显水肿。

【实验室检查】

血常规示：白细胞计数 8.15×10^9/L，中性粒细胞百分比 55.1%，淋巴细胞百分比 27%，血红蛋白 179g/L，血小板计数 177×10^9/L。尿、便常规正常。血生化：白蛋白 33g/L，肝、肾功能和血糖正常。凝血功能正常。肿瘤标志物：糖链抗原 CA125 为 49.1U/ml，CA153 为 40.8U/ml，癌胚抗原（CEA）、甲胎蛋白（AFP）、鳞状上皮细胞癌抗原（SCC）、神经元烯醇化酶和糖链抗原 CA199 均正常。抗核抗体、抗 dsDNA 抗体、抗中性粒细胞胞质抗体和自身抗体均阴性。C 反应蛋白为 0.29mg/dl，结核菌素试验（PPD 试验）阳性，结核抗体阴性，痰找结核菌阴性。痰病理阴性。

心电图（ECG）：异常右房 P 波，极度顺钟向转位，右心室肥厚。超声心动检查（UCG）示：中度肺动脉高压（57mmHg），右室增大，右室肥厚。腹部 B 超正常。肺功能检查示：FVC 1.54L（38%）；FEV1 1.23L（38%）；TLC 4.69L（82%）；RV/TLC 67%；DL_{CO}：35% 混合性通气功能障碍，以限制为主，弥散功能降低；动脉血气分析（未吸氧）：pH 7.44，$PaCO_2$ 41.5mmHg，PaO_2 54.6 mmHg，SaO_2 90.2%。

完善术前检查后行电子支气管镜检查。分别行支气管肺泡灌洗以及经支气管镜肺活检（TBLB）。支气管肺泡灌洗液外观清亮，

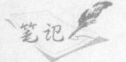
笔记

未找到癌细胞或沉积物。TBLB 标本病理 HE 染色显示，在细支气管、肺泡壁、肺泡内可见多灶钙化（图 6-3A，图 6-3B）。结合患者病史、临床表现、影像学及病理学资料，考虑肺泡微石症（pulmonary alveolar microlithiasis，PAM）诊断。同时为确定是否存在导致 PAM 发病的 SLC34A2 基因突变的位点，取患者外周血行基因检测。

SLC34A2 测序分析测序结果（图 6-4），扩增的内含子 2 片段有一个纯和突变 C → T。经在 NCBI 的 SNP 数据库查询（http://www.ncbi.nlm.nih.gov/SNP），此 SNP 其实位于内含子 2 中，其 SNPID 为 rs4697597，等位基因在亚洲人群发生率为 31.8%，纯和突变发生率为 10.1%。没有文献和其他证据表明此位点与 SLC34A2 的转录和翻译相关。外显子 8 发现一个纯和变异 A → T（SNP，单核苷酸突变），未在 NCBI 的 SNP 数据库查询到。此 SNP 位于 8 号外显子第 79 个碱基（c.A910T），导致转录赖氨酸（Lys）的密码子 AAA 突变为终止密码子 TAA，可能导致 SLC34A2 功能缺失。外显子 2、4、5、6、7、9、10、11、12、13 未发现其他纯和突变。

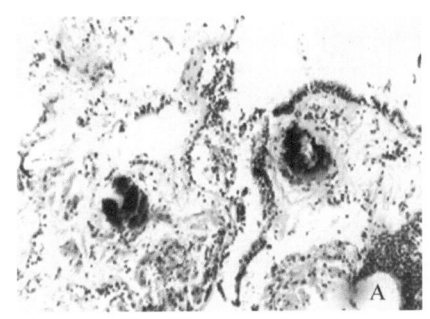
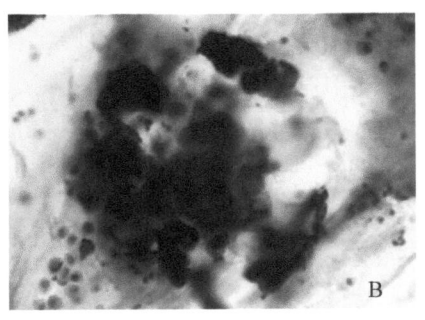

图 6-3 支气管镜透壁肺活检：A. 在细支气管、肺泡壁、肺泡内可见多灶钙化（HE×100）B. 高倍镜下肺泡腔内可见多灶钙化（HE×400）

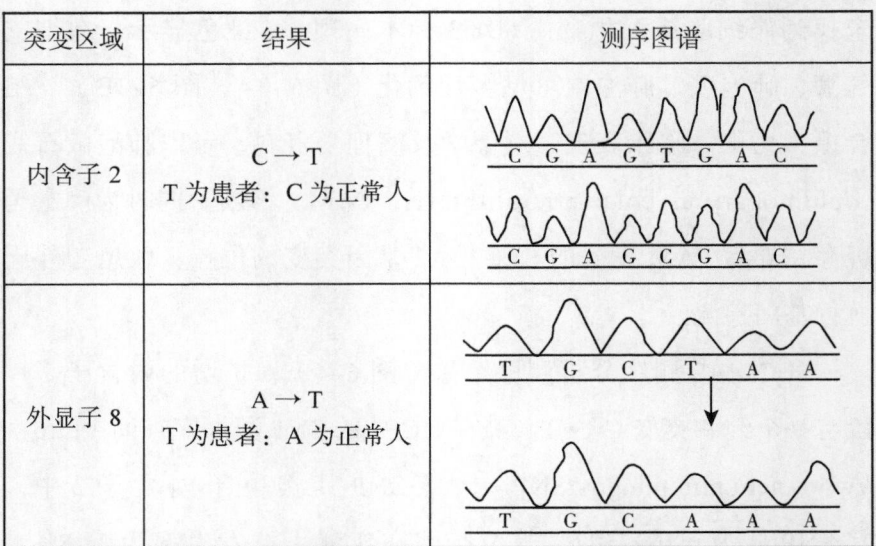

突变区域	结果	测序图谱
内含子 2	C→T T 为患者；C 为正常人	CGAGTGAC CGAGCGAC
外显子 8	A→T T 为患者：A 为正常人	TGCTAA TGCAAA

图 6-4　取患者外周血行基因检测，SLC34A2 测序分析测序结果，
显示基因突变，最终可能导致 SLC34A2 负责编码钠依赖性磷酸
盐转运蛋白功能异常，从而出现肺泡微石症

【诊断】

肺泡微石症（SLC34A2 基因位点突变）；肺源性心脏病；肺动脉高压；Ⅰ型呼吸衰竭。

【治疗过程】

入院后给予患者氧疗、雾化排痰、化痰对症治疗后，患者症状有所缓解，出院后门诊随诊，长期家庭氧疗。曾建议患者的 3 个姐姐行基因检测，但遭拒绝。

讨论与分析

【病例特点】

1. 青年男性，既往体健。

2. 以慢性咳嗽、咳痰伴有非劳力性喘息为主要表现。

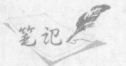

3. 体检示：口唇及甲床发绀，杵状指，颈静脉充盈，P2 亢进。双下肺可以闻及爆裂音。

4. 实验室检查显示血象正常；肝、肾功能和凝血功能正常；肿瘤标志物除 CA125，CA153 轻度升高外，其余均正常；免疫系统相关检查均正常。结核相关检查正常。动脉血气分析示为 Ⅰ 型呼吸衰竭。

5.ECG、UCG 检查显示右心改变，肺动脉高压。肺功能为限制性通气功能障碍，弥散功能明显下降。

6. 气管镜 BALF 检查正常。TBLB 标本在细支气管、肺泡壁、肺泡内可见多灶钙磷石沉着。

7. 影像 X 线检查：双肺弥漫分布的细沙样高密度结节影。以中下肺野中带最为密集。部分融合呈"暴风沙"状，肺纹理、心缘、膈肌均被遮盖。胸部 CT 肺窗可见双肺广泛对称性弥漫分布的细沙样小结节影，部分融合成片，以纵隔旁、下肺野、叶间胸膜旁显著，病灶沿支气管血管束、胸膜下分布。纵隔窗可见高亮的结节影，不规则的点状、条状软组织影和钙化影，呈现"火焰征"（图 6-2C）。

【诊疗思路】

1.肺泡微石症的诊断及基因特点

肺泡微石症为肺部罕见病，本例患者的家族史、临床特点、影像学特征、病理特点均符合 PAM 诊断。PAM 有独特的影像学特点，典型病例通过影像学检查即可诊断，但病理是黄金诊断标准，我们运用气管镜 TBLB 技术成功获得了标本，得到了病理诊断的支持。文献报道 PAM 的致病基因位于 4p15.31–p15.1 的 SLC34A2 基因，不同家族的遗传变异位点不同。本例患者基因检测结果显示该家族 SLC34A2 基因的变异位点为第 8 外显子纯合突变（c.A910T）。该患者基因测序结果与国内另一学者报道的结果相同，提示中国人群中可能存在共同的 PAM 致病的 SLC34A2 突变位点。

2. 肺泡微石症需要与以下疾病作鉴别诊断

（1）粟粒性肺结核。本病毒血症状如高热、苍白和消瘦等均很明显。急性粟粒性肺结核表现为"三均匀征"，呈现出大小、密度一致并广泛均匀地弥散于两侧整个肺野。亚急性粟粒性肺结核表现为"三不均匀征"，以中上肺野分布为主。单个结节边缘密度较肺泡微石症模糊，抗结核治疗后，病灶常有吸收。

（2）硅沉着病。本病患者有硅尘职业接触史。肺部 X 线结节大小不等，夹杂纤维网状结构，多可见间隔线（B 线）。病变分布与支气管走行方向一致，Ⅱ期或Ⅲ期硅沉着病，两肺上部常出现融合性矽结节。

（3）肺真菌感染组织胞质菌等感染可导致全肺广泛钙化，其钙化灶边缘锐利，呈圆形或椭圆形，但病灶大小不等直径 1 ~ 7mm 一般仅 25 ~ 100 个，而 PAM 钙化灶弥漫不可胜数，真菌感染时可致肺门纵隔、淋巴结钙化，而不出现肺门纵隔、淋巴结钙化。

（4）肺血吸虫病。血吸虫病患者往往有接触疫水史，临床有咳嗽、发热、寒战，触及肝脾肿大、压痛，血象嗜酸性粒细胞显著增高。肺部改变可显示为弥散在两中下肺野粟粒状阴影，但是边缘较模糊，密度较淡，直径大，可为 1.0 ~ 5.0mm，结合病史、临床表现、血象、粪便检查及免疫学诊断等不难鉴别。

（5）肺转移性钙化是钙代谢的系统性疾病在肺部的表现，如原发甲状旁腺功能亢进，肾衰合并继发甲状旁腺功能亢进、多发性骨髓瘤引起骨质破坏时，转移性钙化的 X 线表现不如 PAM 生理损害那么明显。

（6）肺转移癌。肺转移癌一般结节大小不一，分布不规则，实验室检查血清肿瘤标志物升高，体征常有浅表淋巴结肿大，临床症状呈现恶病质，患者常常有贫血、消瘦、咳嗽、咯血等病史。结合影像学检查如腹部 CT、全身 PET–CT 检查，腹部 B 超检查等能发现原发病灶。

（7）特发性肺含铁血黄素沉着症。多见于儿童，本病特征为肺毛细血管反复出血，含铁血黄素沉着于肺组织引起反应。早期肺出血表现为两肺广泛的大小数毫米斑点状阴影，以肺门及两中下肺野较多，但无胸膜下聚积现象，阴影可吸收。另外，结合血象缺铁性贫血及胃液内检出含铁血黄素细胞，可做出正确诊断。

（8）肺结节病。结节病是累及多系统的全身性疾病，可以累及眼睛、肾脏、皮肤、肺部，表现为对称性肺门淋巴结肿大，肺内结节沿着支气管血管束分布，小叶间隔、胸膜下分布，但是一般结节较小，往往伴有纵隔肺门淋巴结肿大，血钙、血管紧张素转化酶升高，肺部 CT 有时会伴发肺间质纤维化，激素治疗有效。

疾病介绍

　　肺泡微石症是一种原因不明的罕见的肺部慢性疾病。意大利科学家 Malpighi 1686 年首先简洁而清晰地对本病进行了报道，1918 年 Norwegian Harbita 从解剖与影像学上精确描述了第 2 例病例，于 1933 年 Tlidveppen 命名为"肺泡微石症"，是指肺泡内存在弥漫性分布的含钙、磷的细微结石。Castellana G 参考全世界包括 544 篇文献发现，截止至 2014 年共有 1022 例报道，37.2% 患者有家族史。62.7% 患者为散发病例。PAM 为一种具有很高外显率的常染色体隐性遗传性疾病。发病原因是溶质载体家族 34 成员 2（SLC34A2）基因

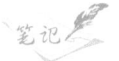

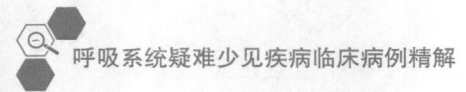

失活突变，SLC34A2负责编码钠依赖性磷酸盐转运蛋白（SLC34A2，Npt2b，NaPi-2b）。不同家族的遗传变异位点不同。SLC34A2在Ⅱ型肺泡细胞上高度表达。该细胞产生富含磷脂的表面活性物质，后被回吸收再利用，磷脂释放出磷酸盐，应该被清除出肺泡腔。基因突变引起SLC34A2功能减退导致清除不佳，从而形成结石。PAM在各大洲，在许多国家都有，特别是在土耳其，中国，日本，印度，意大利和美国发病率高，发病年龄从早产双胎儿至84岁老年人均可见到发病，平均发病年龄为36岁，男女发病概率均等。

PAM典型的临床症状为气短、非劳力性呼吸困难，渐进性肺心病，自发性气胸、胸膜下薄壁气囊肿、胸膜粘连、增厚、纤维化等。

本病主要侵犯肺，在大体病理标本上病肺质硬，触之有沙砾感，切面呈细沙纸纹理样改变，主要分布在中下肺。镜检可见微细结石，直径0.02～3mm，多数在1mm左右，绝大多数位于肺泡内，也可见于肺泡壁、细支气管与肺间质内。结石呈同心圆分层结构，并有不定型的核。1997年Moran等分析了肺内微结石的主要成分是钙和磷，类似于骨骼，但没有矽和铁。由此提出肺泡微石症发病机制的假说：①由于慢性感染或某种刺激因素导致渗出物形成，因没有及时吸收，长时间后形成钙化；②由于先天缺陷导致肺泡间钙磷代谢障碍或者碱性环境和黏多糖沉淀促使局部钙的沉积。

胸片改变明显而症状轻微是本病的一大特点。51.8%患者甚至无临床症状。PAM的影像学表现：胸部平片主要为两肺弥漫分布的细沙样微阴影，以中下肺居多，两肺"暴风沙"状改变是本病特征性的X线表现。CT特别是HRCT基本反映了本病的病理过程，密集的微结石在CT上显示为微小结节，其密度较高，可在背侧胸膜、纵隔胸膜和叶间胸膜下密集成线样（白描征）；在背侧胸膜下融合呈火焰状（火焰征）。"白描征"是胸膜下区肺内微结石的密集积

笔记

聚而非胸膜钙化。经纤维支气管镜肺活检，取出组织硬度高，病理见结石而确诊。PAM具有特征性的X线、CT改变，临床症状与影像学改变不符的特点，常不需要活检即可做出明确诊断，但活检有助于鉴别其他疾病，因此，胸部X线片是发现本病最基本的手段，HRCT在本病的诊断与鉴别诊断中具有重要价值。该病的下列诊断要点有助于与尘肺病、含铁血黄素沉着症、粟粒性肺结核等弥漫分布的间质结节病变鉴别：①多无明显症状及体征，无既往病史及粉尘接触史，血液钙、磷代谢检查无异常改变；②典型的影像学表现；③肺内影像学表现与临床症状不符，且病变进展缓慢，随访影像学检查变化不大。

肺泡微石症尚无特效的治疗方法，支气管肺泡灌洗无明显疗效。肾上腺皮质激素多认为无效。主要治疗靠对症及支持疗法，防止呼吸道感染。双侧肺移植是治疗晚期PAM的唯一有效方法。尤其应该在PAM进展之前进行肺移植。关键在防治并发肺部感染及右心衰，保持正常有规律的生活，可长期胜任日常生活和工作，有的甚至可活到80岁以上。

PAM患者预后较好，有些患者经追随30年肺功能未见明显恶化，一般呈缓慢进展，从无症状和生理功能正常发展至肺心病、呼吸衰竭、死亡，也需30年左右。病情进展可影响肺功能，出现限制性通气障碍，伴有残气量和功能残气量显著减少，有时甚至出现气胸、肺栓塞等并发症。患者在日常生活中注意肺康复治疗，可以减缓肺功能的恶化及改善生活质量。

PAM患者关键在于早诊断、早治疗，有利于延长患者生命。要避免或减少粉尘、烟雾吸入，避免主动和被动吸烟，以免加重肺部损害。要预防和及时治疗感冒、下呼吸道和肺部感染。缺氧时应给予家庭氧疗，以延缓肺动脉高压和慢性肺心病的发生。

主要参考文献

1.Huqun，Izumi S，Miyazawa H，et al.Mutations in the SLC34A2 gene are associated with pulmonary alveolar microlithiasis.Am J Respir Crit Care Med，2007，175（3）：263-268.

2.Moran CA，Hochholzer L，Hasleton PS，et al.Pulmonary alveolar microlithiasis.A clinicopathologic and chemical analysis of seven cases.Arch Pathol Lab Med，1997，121（6）：607-611.

3.Hoshino H，Koba H，Inomata S，et al.Pulmonary alveolar microlithiasis：high-resolution CT and MR findings.J Comput Assist Tomogr，1998，22（2）：245-248.

4.Mariotta S，Ricci A，Papale M，De Clementi F，et al.Pulmonary alvedar microlithiasis：report on 576 cases published in the literature.Sarcoidosis Vasc Diffuse Lung Dis，2004，21（3）：173-181.

5.Kacmaz F，Alyan O，Celenk M，et al.A case of pulmonary alveolar microlithiasis with cardiac constriction secondary to severe adjacent pleural involvement.Cardiology，2007，107（3）：213-216.

6.Castellana G，Lamorgese V.Pulmonary alveolar microlithiasis.World cases and review of the literature.Respiration，2003，70（5）：549-555.

7.Castellana G，Castellana G，Gentile M，et al.Pulmonary alveolar microlithiasis：review of the 1022 cases reported worldwide.Eur Respir Rev，2015，24（138）：607-620.

8.Yin X，Wang H，Wu D，et al.SLC34A2 Gene mutation of pulmonary alveolar microlithiasis：report of four cases and review of literatures.Respir Med，2013，107（2）：217-222.

（丁　勇）

病例 7　嗜酸粒细胞增多、涎腺肿大 –IgG4 相关肺疾病

病历摘要

　　患者男性，79 岁。主诉："发现嗜酸性粒细胞增多 2 年余。"患者 2 年前因慢性咳嗽、咳痰急性加重住院，血常规检查示前嗜酸性粒细胞计数 1.13×10^9/L，嗜酸性粒细胞百分比 12.7%；胸部 CT 检查发现双肺下叶背段微结节。腹部 B 超未见异常，肺功能检查示阻塞性通气功能障碍，诊断为慢性阻塞性肺病急性加重，应用莫西沙星、茶碱、孟鲁司特等治疗后症状缓解。患者出院后自行停药。5 个月前慢性咳嗽、咳痰、活动后喘憋再次入院，复查血常规回报：嗜酸性细胞百分率 13.7%，嗜酸性细胞计数 0.89×10^9/L；血 IgE 2210IU/ml；胸部 CT：双肺下叶背段斜裂胸膜下散在微结节。

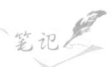

右肺上叶尖后段支气管旁磨玻璃微结节。右肺下叶背段小斑影伴支扩，较前新发，双肺少许间质改变。送外院查烟曲霉特异性 IgE 阴性。当时完善过敏原检查阴性；自身抗体检测均阴性；ANCA 阴性；肿瘤标志物阴性；复查肺功能提示支气管扩张试验阳性；结合患者慢性咳嗽、咳痰史，有过敏性鼻炎，血嗜酸细胞增多，IgE 明显升高，无过敏性支气管肺曲霉菌病（allergic broncho pulmonary aspergilosis，ABPA）证据考虑合并支气管哮喘可能；继续给予 ICS+LABA 治疗；定期监测外周血嗜酸性细胞；1 个月前患者复查血常规：嗜酸性细胞百分率 16.0%，嗜酸性细胞计数 1.01×10^9/L。为进一步诊治入院。发病以来，患者饮食、睡眠可，体力可，大小便同前，体重无明显下降。

【既往病史】

慢性阻塞性肺病 2 年余，患者于 10 余年前始反复出现阵发性咳嗽，咳少许白色黏痰，易咳出，晨起明显，冬重夏轻，偶咳嗽加剧时伴有喷嚏、流清涕，活动后喘憋，爬 3 楼需休息 1 次，直至 2 年多前（2011 年 2 月）患者住本院，查肺功能吸药后 FEV1 1.5L，占预计值 59%，FEV1/FVC 63.04%。诊断"慢性阻塞性肺疾病急性加重"，治疗好转出院，出院后使用"沙美特罗替卡松 50μg/250μg、噻托溴铵粉吸入剂"及祛痰药等治疗，咳嗽、气喘症状尚稳定。支气管哮喘病史半年，患者有发作性气喘、咳嗽，肺功能示支气管扩张试验阳性。过敏性鼻炎病史 5 年余，服用盐酸西替利嗪片（10mg，Qd）及盐酸氮卓斯汀鼻喷剂控制。高血压病，冠心病；汗斑病；60 年前诊断为球后视神经炎。否认肝炎、结核、疟疾病史，否认糖尿病、精神疾病史，否认外伤、输血史，有磺胺及青霉过敏史。预防接种史不详。患者有接触有机胶水及木屑粉尘史，有长期吸烟史 50 年，

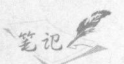

每天 8 支，戒烟 10 年。

【入院查体】

体温 36.3℃，脉搏 75 次 / 分，呼吸 18 次 / 分，血压 135/85mmHg。SPO$_2$ 98%（未吸氧）神志清楚，精神可，无皮疹，右下颌可触及 1cm × 2cm 的肿大的淋巴结，无发绀。颈软，颈静脉无怒张，肝颈静脉回流征阴性，气管居中，胸廓正常，呼吸运动正常，肋间隙稍增宽，双侧肺语颤正常。叩诊清音，肺下界位于肩胛下线第 10 肋间，肺下界移动度为 7cm 双肺呼吸音清，未闻及干、湿性啰音，无胸膜摩擦音。心界不大，心率 75 次 / 分，律齐，A2 ＝ P2，各瓣膜听诊区未闻及病理性杂音，无心包摩擦音。腹平软，无压痛、反跳痛，肝脾肋下未及；双下肢无水肿。神经系统检查无异常。

【辅助检查】

血气分析（未吸氧）：pH 7.399，氧分压 80.8mmHg，二氧化碳分压 37.2mmHg，碱剩余 –1.9mmol/l，碳酸氢根离子 22.5mmol/l。血常规见表 7–1，肺功能见表 7–2，胸部 CT 见图 7–1 至图 7–4。

表 7–1　血常规

日期	WBC（10^9/L）	HB（g/L）	PLT（10^9/L）	EOS（10^9/L）	EOS%
2011.02.09	8.13	149	309	1.01	12.4
2011.02.10	8.97	145	374	1.13	12.7
2013.05.08	7.44	124	256	0.94	12.6
2013.05.10	6.48	122	287	0.89	13
2013.06.20	7.80	138	263	1.28	16.4
2013.09.07	6.33	137	230	10.1	16
2013.09.11	6.84	128	222	0.97	14.2
2013.09.14	9.36	125	210	0.81	8.7
2013.10.18	8.14	130	235	1.58	19.4

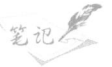

表 7-2　肺功能

项目	2011.02.16		2013.05.15		2013.10.22	
	药前	药后	药前	药后	药前	药后
FVC	3.62（112）	3.55（110）	2.80（82）	2.85（83）	2.72（80.9）	2.79（83）
FEV1	2.49（101）	2.41（98）	1.72（69）	1.92（78）	1.62（64）	1.67（66）
FEV1/FVC（%）	69	68	61.33（84）	67.54（92）	59.6（71.3）	59.8（71.5）
RV/TLC（%）	46		34.5		17.12	
DLCO	81		74		84.5	

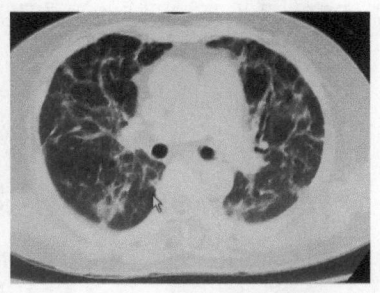

图 7-1　胸部 CT：双肺间质病变，可见多发微结节，散在索条影及多发斑片影

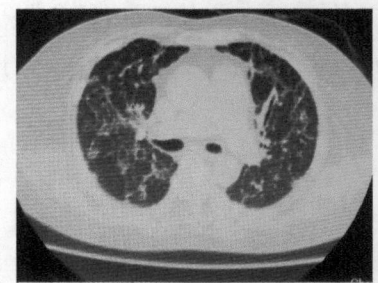

图 7-2　胸部 CT：双肺间质病变，可见多发微结节，散在索条影可见胸膜下线，部分斑片影较前吸收

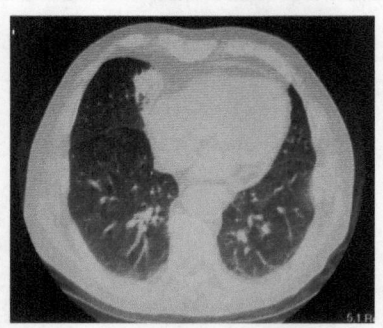

图 7-3　胸部 CT 肺窗示：右肺中叶内测段可见斑片实变影较前新出现

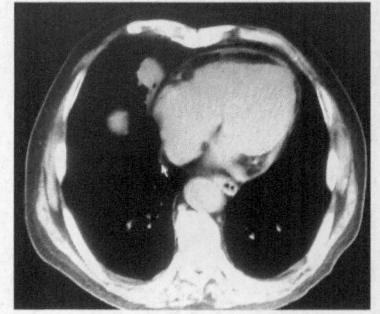

图 7-4　胸部 CT 纵隔窗示：右肺中叶内测段可见斑片实变影

笔记

讨论与分析

入院后根据患者病史、症状、体征、辅助检查考虑如下：

1. 外周血嗜酸性细胞增高的原因

（1）感染性疾病：寄生虫感染是嗜酸性粒细胞增多最常见的原因；体外寄生虫在有 HIV 感染时有更高的 EOS 水平真菌：球孢子菌等。

（2）过敏性疾病：变态反应性疾病包括过敏性鼻炎、支气管哮喘、荨麻疹、血管神经性水肿和药物过敏反应等；药物过敏反应可仅表现为嗜酸性粒细胞增多。

（3）免疫系统疾病：免疫缺陷病：在大量的免疫缺陷病中只有很少一部分有 EOS 增高；移植物抗宿主病：急性的显著，慢性的也有。

（4）血液系统疾病或肿瘤：恶性淋巴瘤：细胞因子刺激 EOS 增高，例如，霍奇金病，T 细胞淋巴瘤，sezary 淋巴瘤，可见血和皮下的 EOS 增高；实体瘤：大细胞未分化肺癌等。

（5）内分泌疾病：Addison's disease；肾上腺出血垂体功能减退引起的内生性肾上腺皮质激素减少能引起血中 EOS 增高；血的 EOS 增高也可以帮助诊断某些肾上腺素皮质功能减退的病。

（6）其他：胆固醇栓塞；结节病；炎性肠病等其他有免疫调节异常的疾病。

2. 该患者需要鉴别诊断的疾病

寄生虫感染；真菌 ABPA；变态反应性疾病过敏性鼻炎支气管哮喘；变态反应性肉芽肿性血管炎；肺嗜酸性粒细胞浸润症；木村病；IgG4 相关性肺疾病。

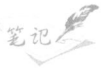
笔记

血液系统疾病：嗜酸性粒细胞白血病。

实体瘤。

免疫相关疾病：系统性红斑狼疮、类风湿性关节炎、结节性多动脉炎、皮肌炎等。

内分泌系统：肾上腺素皮质功能相关疾病。

【相关检查】

感染相关：CRP、ESR 正常。

G 实验、GM 实验：阴性。

呼吸道病原学检测：均为阴性。

粪便寄生虫检查：未见虫卵。

免疫：乙肝、肿瘤标志物阴性。

免疫球蛋白：见表 7-3。

表 7-3 免疫球蛋白

日期	IgE（IU/ml）	IgG（ml/dl）
2013.05.10	2210	1360
2013.05.16	2210	未查
2013.10.18	1690	1810

烟曲霉特异性抗原测定：阴性。

过敏原检测：未见有效过敏原总 IgE > 200IU/ml。

自身抗体：自身抗体检测阴性、抗核抗体谱阴性、抗中性粒细胞胞质实验阴性。

腹部 B 超：肝胆胰脾双肾未见异常。

腹部 MR：①胰头颈交界处小囊性病变，考虑良性。②肝多发囊肿。③右肾多发囊肿。

【其他检查】

尿便常规大致正常。

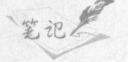

心电图：非特异 ST 改变。

超声心动图：左室射血分数（EF）68% 主动脉瓣钙化伴关闭不全（轻），左室舒张功能减低。

痰涂片：可见支气管上皮细胞及多量白细胞，PAS（–）AB（–）。未见癌细胞。未见菌丝或痰培养未见烟曲霉。

血清 IgG 亚类测定见表 7–4。

表 7–4　血清 IgG 亚类测定

血清 IgG 亚类	测定值（正常值 80~1400mg/L）
IgG1	8440
IgG2	6810
IgG3	239
IgG4	9720

外周血涂片检查：未见贫血及血小板减少，嗜酸性粒细胞百分比为 18%。

患者拒绝行骨髓穿刺术。

TCR 重排基因分析 F2BIL1/PDGFRA，JAL2V6ITF 融合基因分析：阴性。

血尿蛋白电泳：阴性。

支气管镜检查：拒绝。

综上所述：考虑患者诊断嗜酸细胞性肺部疾病及 IgG4 相关性疾病可能性大。

因患者拒绝进一步行支气管镜检查，肺活检患者耐受性差。诊断难以确定。

因查体发现右颌下肿物，于我院行右下颌淋巴结切除术。

下颌肿物切除活检：见图 7–5、图 7–6、图 7–7。

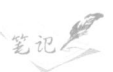

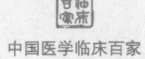
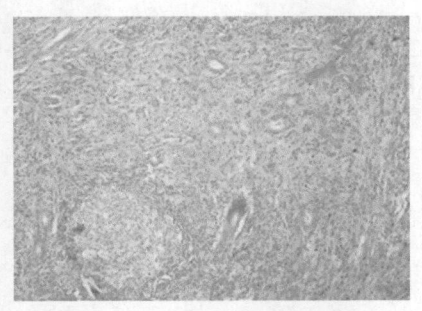

图 7-5　涎腺部分结构被破坏，可见大量淋巴细胞、浆细胞浸润，有淋巴滤泡形成（HE×100）

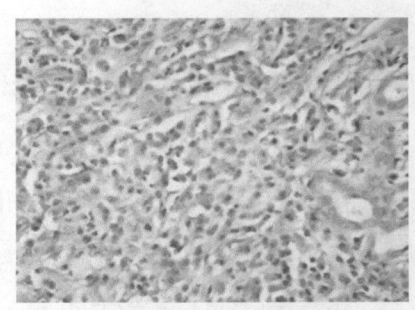

图 7-6　残留的导管周围可见大量淋巴细胞、浆细胞、嗜酸性粒细胞浸润，伴有席纹样纤维化（HE×400）

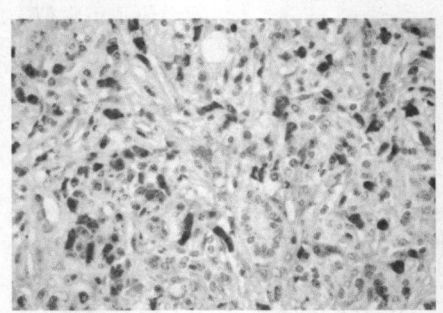

图 7-7　IgG4 阳性的细胞 50 个 /HPF（免疫组化染色 IgG4 ×400，棕色为阳性细胞）

　　至此患者颌下有肿大的腺体及淋巴结；血清 IgG4 水平升高 IgG4 9.72g/L（＞1.35g/L）

　　涎腺及淋巴结：纤维组织增生，纤维化明显，可见大量嗜酸性粒细胞浸润，并有嗜酸性小脓肿形成。淋巴组织增生，淋巴滤泡扩大，伴血管增生浆细胞数量及免疫组化标记 IgG4 阳性浆细胞数量显著增多，涎腺: IgG4 阳性浆细胞＞50 个 /HPF。可诊断 IgG4 相关性疾病（累及涎腺）。

　　但肺部病变是否能用该疾病解释，此时尚不能确定，但是导致患者喘息伴外周血嗜酸性粒细胞增多及免疫球蛋白 E 升高的其他疾病如单纯性肺嗜酸细胞增多症，热带性嗜酸细胞增多症，特发性慢性肺嗜酸细胞增多症，血管炎病：嗜酸性粒细胞性肉芽肿性血管炎（CSS），ABPA 等均无明确证据。经专家讨论从一元论角度考虑患者肺部病变可以用 IgG4 相关性疾病累及肺部解释。给予波尼松（30mg/d）开始治疗。密切随诊。患者呼吸困难明显缓解，外周血嗜酸性粒细胞恢复，外周血 IgG4 有所下降。复查肺部 CT 右肺病变明显吸收（图 7–8、图 7–9）。支持肺部病变与该病有关。

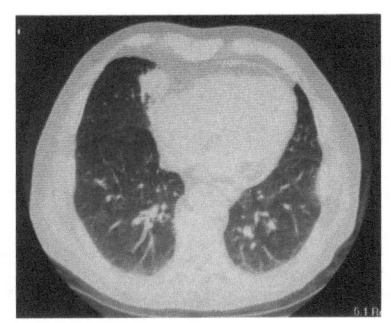

图 7–8　胸部 CT 肺窗示：右肺中叶内测段可见斑片实变影较前新出现

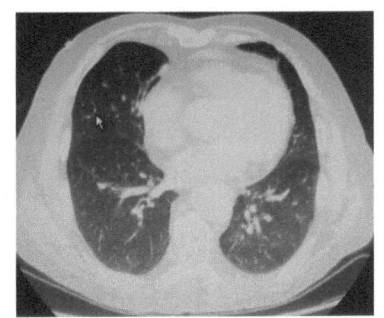

图 7–9　胸部 CT 肺窗示：治疗 3 个月后，右肺中叶内测段可见斑片实变影较前明显吸收

疾病介绍

IgG4 相关性疾病（IgG4–RD）是一种新近认识的炎症性、纤维化性疾病，可累及多个器官与系统，通常以单个或多个器官肿大起病，有其特征性的病理表现，伴或不伴血清 IgG4 升高。其可能是一种新的全身性疾病。近年来大量研究表明，IgG4 相关的自身免疫性疾病是一种独立的疾病实体，不同于一般的慢性炎症和其他自身免疫性疾病。这一类新发现的疾病因其受累器官的不同而广泛分布于多个临床科室，有报道称多器官受累非常常见（＞ 90%）。该病名是 2010 年由日本学者达成的共识确定的一种免疫介导的全身性疾病，其特征是受累器官富含 IgG4 染色阳性的淋巴浆细胞浸润。常伴有血

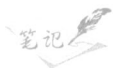

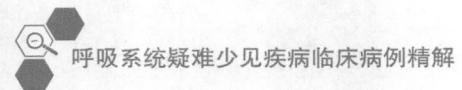

清 IgG4 水平升高。关于该病的病因尚不明确。但该病对免疫抑制治疗的反应好，尤其是在病程的早期。因此及时诊断很重要。以男性多见（62%~83%），年龄多在 50 岁以上。临床亚急性起病，大多数患者无全身症状，发热、C 反应蛋白升高少见。胰腺是 IgG4 相关疾病最常累及的器官，1 型自身免疫性胰腺炎被认为是 IgG4 相关性疾病累及胰腺的表现。也可累及淋巴结、涎腺、肺部、肾脏、肝脏等导致相应器官肿大及纤维化。大约在 40% 的 IgG4 相关疾病患者中发现嗜酸性粒细胞升高及免疫球蛋白 E 升高。

2012 年 1 月日本发布了 IgG4-RD 的综合分类标准。但诊断面临的挑战：一般情况下组织病理中 IgG4 水平升高是诊断 IgG4 相关性疾病的一个必要条件，但是仅仅存在 IgG4 阳性浆细胞既不能诊断该疾病也不能将该组疾病与其他以淋巴浆细胞浸润为主伴有 IgG4 阳性浆细胞浸润的慢性炎症疾病鉴别开来。除了 IgG4 相关性疾病，其他如硬化性涎腺炎，阻塞性涎腺炎，口腔炎症性损伤，类风湿性滑膜炎，非特异性滑膜炎、非特异性皮炎、癌的组织标本中均可见多量的 IgG4 阳性浆细胞浸润。血清 IgG4 水平升高与诊断 IgG4 相关性疾病的关系也受到挑战。因为有的 IgG4 相关性疾病患者受累器官有典型病理表现，但血清 IgG4 水平无升高；临床上也可见到有 IgG4 相关性疾病患者经治疗后临床缓解但血清 IgG4 水平仍高于正常上限。

因此临床诊断该病需要综合临床表现，血清学检查，组织病理学及免疫组化检查等。

目前尚没有关于治疗的随机试验结果。治疗有几点是明确的。首先并非所有临床表现都需要治疗，当重要脏器受累时，需要积极治疗。另外疾病累及的范围与是否治疗的关系目前尚不明确。糖皮质激素是典型的一线治疗药物，大多数患者至少在开始时应用糖皮

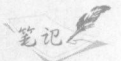
笔记

质激素治疗有效，但是疾病常会复发。对于复发或者疾病很顽固的病例应用利妥昔单抗可能有效。对治疗反应性的一个主要的决定因素是受累器官纤维化的程度。未经治疗的 IgG4 相关性疾病受累器官中的淋巴浆细胞浸润性病变经常会进展为广泛的纤维化。一旦患者受累器官中形成纤维化，对糖皮质激素和利妥昔单抗治疗很可能无反应。但是对于一些已经有明显纤维化的患者也有报道显示对糖皮质激素治疗有反应。

主要参考文献

1.Stone JH，Chan JK，Deshpande V，et al.IgG4–Related Disease.Int J Rheumatol，2013，2013：532612.

2.Frulloni L，Lunardi C，Simone R，et al.Identification of a novel antibody associated with autoimmune pancreatitis.N Engl J Med，2009，361（22）：2135–2142.

3.Kamisawa T，Chari ST，Lerch MM，et al.Recent advances in autoimmune pancreatitis：type 1 and type 2.Gut，2013，62（9）：1373–1380.

4.Kamisawa T，Anjiki H，Egawa N，et al.Allergic manifestations in autoimmune pancreatitis.Eur J Gastroenterol Hepatol，2009，21（10）：1136–1139.

5.Umehara H，Okazaki K，Masaki Y，et al.Comprehensive diagnostic criteria for IgG4–related disease（IgG4–RD），2011.Mod Rheumatol，2012，22（1）：21–30.

6.Kamisawa T，Okazaki K，Kawa S，et al.Japanese consensus guidelines for management of autoimmune pancreatitis：III.Treatment and prognosis of AIP.J Gastroenterol，2010，45（5）：471–477.

7.Raissian Y，Nasr SH，Larsen CP，et al.Diagnosis of IgG4–related tubulointerstitial nephritis.J Am Soc Nephrol，2011，22（7）：1343–1352.

（王　和）

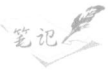

病例 8 变应性支气管肺曲菌病

病历摘要

患者男性，22 岁，主诉："反复咳嗽、胸痛 1 年半，发现肺部阴影 10 个月"。患者 2010 年 8 月无诱因出现反复咳嗽，闻刺激性气味后咳嗽加重，无季节及昼夜差异，偶伴咳痰，为少量暗黄色痰，不易咳出。2011 年 3 月出现右侧胸痛，不伴放射，无明显加重及缓解因素，伴晚间低热，最高至 38℃。就诊于郑州大学第一附属医院（郑大一附院），肺功能检查示支气管激发试验阳性，胸部 CT 提示右肺占位，以"右肺阴影性质待查"收住该院。住院后于 CT 引导下经皮右肺穿刺，病理提示"炎性改变，可见脓性成分"，予以左氧氟沙星、头孢地嗪先后抗感染治疗，咳嗽、胸痛、发热症状缓解。2011 年 3 月 29 日复查 CT 示"两肺炎症，右肺下叶实变，右侧

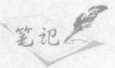

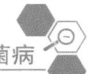

胸膜局限性增厚、黏连"。该院考虑肺结核可能，于 2011 年 4 月初开始抗结核（异烟肼、利福平、乙胺丁醇及吡嗪酰胺，第 1 个月同时口服莫西沙星）治疗，一直未停。2011 年 4 月复查胸部 CT 示右肺阴影范围变小。2011 年 8 月再次复查 CT 提示"右肺阴影同前，左肺出现阴影"，2 周后出现左胸钝痛，吸气时加重，侧卧时可缓解，伴间断性咳嗽，偶咳暗黄色黏痰，痰中无血丝，量少，不易咳出，伴午后低热，体温最高 37.5℃，再次入住郑大一附院。再次行 CT 引导下经皮左肺穿刺引流，抽出脓血性引流物约 10ml，引流物病理示"凝血块中较多坏死及少量纤维组织伴较多嗜酸性粒细胞、中性粒细胞浸润，涂片见渗出及坏死"，予以利奈唑胺、左氧氟沙星、奥硝唑、头孢替安抗感染治疗，咳嗽、胸痛、发热症状缓解。2011 年 9 月 24 日复查 CT 提示"左肺上叶及右肺下叶多发斑片状及云絮样高密度影，边界模糊，内见空气支气管征及小空洞"。血嗜酸性粒细胞 10.9%，考虑变应性疾病不除外，9 月底开始波尼松 30mg，每日 1 次治疗。2011 年 11 月底将波尼松改为 20mg，每日 1 次，2011 年 11 月 4 日及 2012 年 1 月 2 日复查 CT 示"左肺阴影消失，右肺阴影较前略减小，但变化不大"，2012 年 1 月 2 日后波尼松调整为 30mg，每日 1 次，为进一步诊治于 2012 年 1 月 11 日收入我院。患者发病以来不伴乏力、盗汗、咯血、呼吸困难，无末梢感觉麻木，无新发皮疹及关节疼痛，口腔溃疡近 1 年约 2 次，位置较深。精神状态良好，饮食、睡眠如常，大小便正常，体重无明显下降。

【既往病史】

　　10 年前收麦子、收割玉米及闻到粮食中粉尘后出现喘憋，避免接触后缓解，后未再发作；鼻炎 5 年余，鼻塞为主，无明显季节性及诱发因素；幼年曾诊断"肾炎"，后治愈。曾对某头孢类药物过

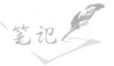

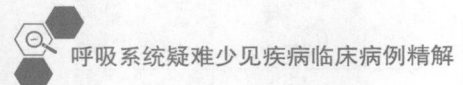
敏（具体不详），表现为气短、憋气、大汗，停药后症状缓解。个人史：生于河南西平县，久居本地，现于郑州上大学，发病前无不洁饮食史及醉酒史，无宠物及鸽粪接触史，2010年7月曾于成都某玻璃厂打工1周，无放射性物质、有毒物质接触史，无吸毒史，吸烟1年，平均每日10支，已戒烟2年，否认嗜酒史。未婚，祖母有可疑哮喘。

【入院查体】

体温36.5℃，脉搏60次/分，呼吸18次/分，血压130/70mmHg，神清语利，查体合作。胸背部散在暗红或褐色斑丘疹，左右颌下分别可扪及一黄豆大小质软淋巴结，无压痛。双肺呼吸音清，未闻及干湿啰音，心律齐，未及杂音，腹软无压痛，肝脾肋下未及。四肢及脊柱关节无明显红、肿、热、痛，无关节肿胀及变形。双下肢无水肿，足背动脉搏动可。

【辅助检查】

血常规正常，嗜酸性粒细胞百分比（EOS%）4.4%，嗜酸性粒细胞计数（EOS）0.38×10^9/L。尿常规提示尿蛋白微量，24h尿蛋白定量74.8mg，尿 α_1 微球蛋白3.12mg/dl（正常值 < 1.2mg/dl）。便常规正常。肝肾功能、电解质及凝血象正常。血涂片未见异常。动脉血气（未吸氧）正常。ESR、CRP正常，HBsAg阴性，感染三项阴性。非典型病原抗体阴性。血结核杆菌抗体（TB-Ab）阴性，腺苷脱氨酶（ADA）正常，PPD试验阴性。痰找抗酸杆菌阴性。1,3-β-D-葡聚糖（G）、半乳甘露聚糖（GM）试验、隐球菌抗原均阴性。痰真菌培养阴性。ANCA阴性，自身抗体阴性，补体C3、C4正常，类风湿因子20.5IU/ml。总IgE 4710IU/ml。痰病理：未见癌细胞。腹部超声、心电图及肌电图大致正常。鼻窦CT提示双侧下鼻甲肥

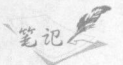

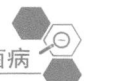

大，未见鼻窦炎。肺功能：第一秒用力呼气容积绝对值占预计值百分比（FEV1%）药前 98%→药后 102%，一秒率（FEV1/FVC）药前 78%→药后 80%，通气功能稍减退，小气道功能障碍，残气／肺总量比值增高，弥散功能正常，支气管扩张实验阴性。

2012 年 1 月 13 日行支气管镜检查（图 8-1），镜下见右侧气道充血明显，右下前基底段开口黏液栓堵塞，吸出棕褐色黏液栓一个后，该处涌出大量黏液脓性痰，镜下予以吸取，右下前基底段开口已通畅，但略显狭窄，于该处灌洗 100ml，回收 50ml，送检查病理、常规、T 细胞亚群、涂片查抗酸杆菌、结核杆菌 PCR（TB-PCR）、细菌及真菌培养等，黏液栓送检病理、细菌及真菌培养。并于该处取支气管黏膜送检病理。支气管肺泡灌洗液常规：细胞总数正常，AM% 20.25%，NEU% 65.83%，LYM% 13.92%，EOS% 为 0。BALF 找抗酸杆菌、TB-PCR 及细菌培养阴性。T、B 淋巴细胞亚群正常。纤支镜后复查血 EOS 16.5%（1251/mm³）。黏液栓病理（图 8-2、图 8-3）提示：痰栓里可见大量的嗜酸性粒细胞聚集，形成嗜酸性脓肿，可见 Charcot-Leyden 结晶及少量真菌菌丝，形态上符合曲霉菌。黏膜病理提示：少量支气管黏膜及分泌物，黏膜组织有多量的淋巴细胞、少量的嗜酸性粒细胞浸润，未见真菌入侵。分泌物形态与痰栓一致。

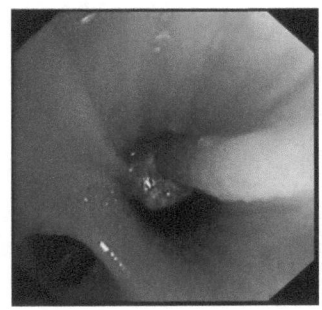

图 8-1　气管镜下：右肺下叶前基底段支气管开口处黏液栓被吸出

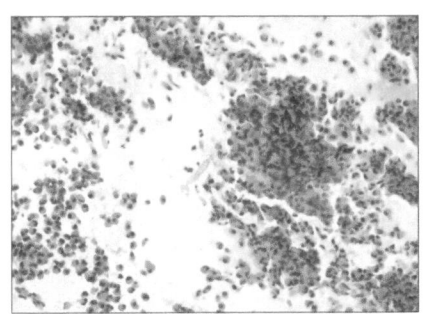

图 8-2　痰栓病理显示嗜酸性粒细胞脓肿，可见真菌菌丝 (HE×400)

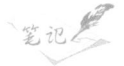

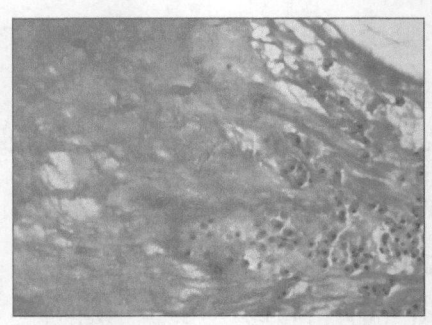

图 8-3　痰栓病理显示夏科雷登晶体 (PAS × 400)

【诊断】

变应性支气管肺曲霉病（ABPA）复发加重期。

【诊疗过程】

入院后完善相关检查，继续原有抗结核及波尼松 30mg，每日 1 次口服治疗。纤支镜检查后予哌拉西林舒巴坦钠 5g，每日 2 次静脉注射治疗，并予盐酸氨溴索、乙酰半胱氨酸及雾化协助排痰。患者无发热，偶有咳嗽及少量咳痰。2012 年 1 月 25 日无明显诱因咳 7 ~ 8 口鲜红色血痰，予止血药物后未再发作。1 月 26 日患者咳出少量灰黄色固体，2012 年 1 月 28 日受凉后出现一过性发热 38.0℃，自行降至正常。2012 年 1 月 29 日复查胸部 CT 平扫（图 8-4）提示：较 2012 年 1 月 2 日，右肺下叶斑片影密度减小，但范围变化不明显。左肺上叶、舌叶，右肺下叶支扩。加用伊曲康唑 0.2g，每日 2 次口服，择期停抗结核药物。出院后 1 个月电话随访，患者无不适主诉。

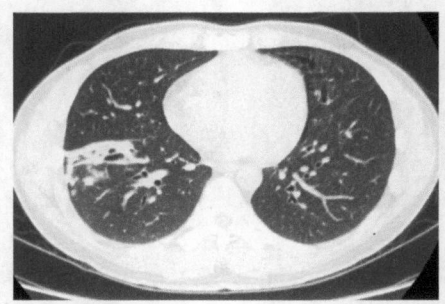

图 8-4　胸部 CT：见右肺下叶支气管扩张及黏液嵌塞

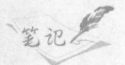

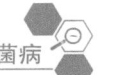

讨论与分析

【病例特点】

1. 青年男性，慢性病程，可疑哮喘病史。

2. 症状较轻，间断咳出棕黄色黏液痰栓，无肺外受累表现。

3. 血 EOS 及 IgE 明显升高，感染及自身免疫相关指标均正常。

4. 双肺可疑游走阴影，纤支镜吸出支气管黏液栓引流大量脓性分泌物后，肺部相应部位阴影变为中心性支扩。

5. 肺功能提示通气功能接近正常，支气管扩张试验阴性，弥散功能正常。

6. 支气管黏液栓病理提示嗜酸性粒细胞增多，并见真菌菌丝，形态与曲霉符合。

7. 支气管黏膜病理提示淋巴细胞和嗜酸性粒细胞浸润，但未见真菌入侵。

8. 抗结核治疗无效。

9. 糖皮质激素可能有效。

【诊疗思路】

1. 双肺游走性阴影伴血 EOS 及 IgE 升高的鉴别诊断

（1）嗜酸性肉芽肿性血管炎（EGA）：本例患者为青年男性，可疑哮喘样症状，血 EOS 及 IgE 升高，双肺游走性阴影，糖皮质激素可能有效，需要考虑该疾病可能，但患者无肺外受累证据，血 ANCA 等免疫指标均正常，病理未见坏死性血管炎及血管外肉芽肿形成，所以暂不考虑 EGA。

（2）其他病因引起的嗜酸性粒细胞性肺炎：如寄生虫、药物等，本例患者可疑哮喘样症状，血 EOS 及 IgE 升高，双肺游走性阴影，

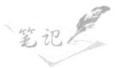

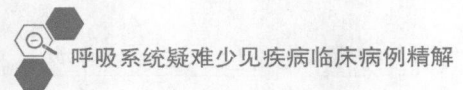

糖皮质激素可能有效，需要考虑该疾病可能，但患者无寄生虫感染依据及特殊用药史，单用糖皮质激素不能完全缓解，故不支持该诊断。

（3）嗜酸性细胞增多综合征：该疾病持续性 EOS 增多（＞1500/mm³）达 6 个月以上，缺乏其他引起嗜酸性细胞增多的病因，可累及心、肝、脾、中枢神经系统或肺，心脏最常受累，但该患者支气管黏液栓病理中可见真菌菌丝，提示存在真菌病因，故此诊断可排除。目前本例患者的辅助检查结果不支持感染、结核及结缔组织疾病，排除 EGA、寄生虫、药物等疾病导致的血 EOS、IgE 升高及双肺游走性阴影，结合 ABPA 诊断标准，考虑 ABPA 诊断。本病分 5 期。第 I 期（急性期）：患者通常有发作性症状，如喘息、发热、体重减轻等。影像学可出现肺部浸润影或表现正常。血清总 IgE 常＞1000IU/ml，烟曲霉特异性 IgG/IgE 或者沉淀抗体升高。第 II 期（缓解期）：通常无症状，影像学正常或者肺部浸润影显著吸收。在治疗 6～12 周内血清 IgE 下降了 35%～50% 或经口服糖皮质激素治疗 6～9 个月停用激素后，超过 3 个月没有病情加重即可定义为"完全缓解"。第 III 期（复发加重期）：大约有25%～50% 的患者可出现复发，可表现为急性发作的症状，暂时或固定的肺部浸润影，血清 IgE 水平升高到基线值的 2 倍以上。第 IV 期（激素依赖期）：除常有的症状及肺部浸润影外，患者必须依靠口服糖皮质激素控制哮喘症状或 ABPA 的活动性。第 V 期（终末期或纤维化期）：患者常有广泛的支气管扩张、肺纤维化、肺动脉高压，固定的气道阻塞，严重不可逆的肺功能损害等。本例患者为复发加重期。

2. 血 CEA 升高鉴别诊断

该患者 CEA 升高明显，最需要排除是否为恶性肿瘤，但该患者

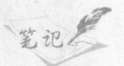

无肺外受累症状体征，尿便常规均正常，肺部阴影为 ABPA 导致的黏液嵌塞，目前无明确肿瘤依据。亦未见 ABPA 导致 CEA 升高的报道。其 CEA 升高目前原因未明，随访中仍需监测该指标，警惕隐匿的肿瘤。

疾病介绍

　　ABPA 是指肺泡、肺间质及支气管对曲霉菌抗原产生的变态反应性炎症，亦属于嗜酸性粒细胞性肺炎中比较常见的一种，常发生于患有慢性哮喘或肺囊性纤维化的患者。本病病名是本病最精湛的概括，它说明本病的发病机制为变态反应性，而非感染性；病变部位在支气管和肺；变应原最常见为烟曲霉，赫曲霉、稻曲霉及土曲霉偶可见到。1952 年英国学者 Hinson 最先对 ABPA 进行了详细描述。

　　ABPA 的发病率缺少准确统计资料。由于本病患者大多数有哮喘或发生于哮喘的基础上，所以很多研究以哮喘为基数调查。英国因慢性哮喘住院的患者中约 22% 为 ABPA，11% 门诊哮喘患者符合 ABPA 诊断标准。而美国报道激素依赖性哮喘中 7% 具备 ABPA 的 7 条主要诊断标准。英国的 ABPA 发生率似乎较美国高出许多，不少作者认为主要反映英国对该病的警惕性较高。后来的研究证实了这一点。在哮喘人群中进行曲霉抗原皮试，进而发现北美 ABPA 患病率与英国相似。肺囊性纤维化患者中 6%~11% 合并 ABPA。亦有报道 ABPA 发病具有家族性倾向，可能存在遗传因素的影响。

　　曲霉是引起 ABPA 的主要致病菌，尤其以烟曲霉最常见。曲霉的分生孢子被吸入到达中等大小的段支气管，在黏痰中生长繁殖，长出菌丝，菌体释放抗原，致敏机体，引起一系列免疫反应，主要

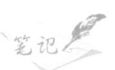

包括 I 型和 III 型变态反应，亦可能存在 IV 型变态反应。上述炎症反应可促进细胞因子、趋化因子 [CC 趋化因子受体 3（CCR-3）、胸腺活化调节趋化因子（TARC）等] 和生长因子的大量释放，同时曲霉抗原递呈给 T 细胞，激活 Th2 细胞反应。释放的 Th2 细胞因子（白细胞介素 IL-4、IL-5、IL-13 等）可促进曲霉特异性 IgE 的合成、肥大细胞脱颗粒及显著的嗜酸粒细胞浸润，从而介导组织损伤以及气道的修复、重塑等病理过程。另外，曲霉可以分泌蛋白酶，减低纤毛功能。以上变态反应和蛋白酶引起肺浸润、组织损伤和中心性支气管扩张。

相同的环境暴露下，仅有一部分哮喘患者被诊断为 ABPA，提示宿主的遗传易感性在 ABPA 发病中具有重要的作用。研究结果显示，人类白细胞抗原（HLA）DR-2 的存在及 HLA.DQ2 序列的缺失与 ABPA 的发病有相关性。此外，IL-10 启动子多态性、表面蛋白 A 基因多态性、IL-4ct 链受体多态性、toll 样受体基因等也与 ABPA 的易感性及发病有关。

ABPA 多见于儿童和年轻人，可隐袭进展至晚期，故常被漏诊。其无特征性临床表现。最常见症状为哮鸣，据有些研究，96% 的 ABPA 患者有哮喘。发作时可有发热、咳嗽、头痛、胸痛、腹痛、全身不适、乏力、食欲减退和消瘦等症状。合并支气管扩张者可有咯血。ABPA 体征不明显，在肺浸润部位可能听到捻发音、支气管呼吸音或哮鸣音。幼年起病的慢性患者部分生长发育受到影响。终末期患者可有杵状指及发绀。

ABPA 患者部分痰液很有特点。平时痰液为白色黏痰，合并感染时可为脓性。偶尔可从支气管深部咳出棕褐色或黑色胶冻状痰栓，易被忽略。这种痰栓易查出真菌菌丝，具有重要的临床提示意义。此种痰栓可见于大约 50% 患者。该例患者于纤支镜下拔除右

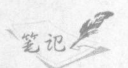

下肺前基底段支气管开口处黏液栓后，曾自行咯出灰黄色痰栓，并伴有发热、咳嗽及咯血。痰栓病理见曲霉菌丝、嗜酸性粒细胞及夏科雷登结晶。

外周血嗜酸粒细胞明显增多，血清总 IgE 升高、血清烟曲霉特异性 IgE（或）IgG 水平升高，可有曲霉沉淀抗体阳性。曲霉皮肤试验呈速发阳性反应是诊断 ABPA 的必要条件。

ABPA 患者胸部影像学的非特异性表现包括肺浸润、肺不张、肺气肿、纤维化与气胸等。肺浸润影，以反复出现或游走性为特点，为磨玻璃或实变性质。肺不张由痰栓堵塞支气管引起，随痰栓咳出可以消散。其余表现则为本病晚期表现。特异性表现是中心性支气管扩张，上叶多见。CT 表现为支气管管壁增厚、管径扩张和双轨征、印戒征，由于痰栓阻塞支气管可表现为条带状、分枝状或牙膏样、指套样阴影。

部分 ABPA 患者急性发作时存在可逆的阻塞性通气功能障碍。慢性 ABPA 患者晚期出现肺间质纤维化时可以表现为不可逆的通气和限制性通气功能障碍，弥散功能减退。

本病没有特异的诊断方法。1977 年 Rosenberg 等总结了 7 条主要标准和 3 条次要标准，其主要标准：①有哮喘病史；②烟曲霉抗原皮肤试验呈速发阳性反应；③血清总 IgE 升高；④影像学显示肺部浸润影；⑤外周血嗜酸粒细胞增多；⑥中心型支气管扩张；⑦血清烟曲霉沉淀抗体阳性。

次要诊断标准包括：①多次痰涂片或曲霉培养阳性；②排棕色痰栓病史；③曲霉变应原迟发性皮肤反应阳性。1986 年 Greenberger 等又将血清烟曲霉特异性 IgE 和（或）IgG 水平升高作为一条主要诊断标准，故主要标准增加为 8 条。1997 年 Greenberger 提出了 ABPA 的必要诊断标准，即符合上述主要标准中①②⑥及后增加的第

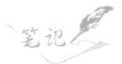

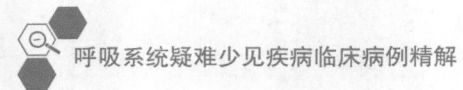
8 条者可诊断为 ABPA 伴中心性支气管扩张（ABPA-CB）；符合①②③⑧条者可诊断为血清学阳性的 ABPA（ABPA-S）。2008 年美国感染学会制定的曲霉病诊治指南中 ABPA 的诊断标准与最初标准大致相同，区别是将原主要标准中第 8 条"血清曲霉特异性 IgE 抗体增高"列为次要诊断标准。目前血清 IgE 升高标准为 ≥ 1000IU/ml。本病分 5 期（具体见上）。V 期患者最终多因 II 型呼吸衰竭、肺心病而死亡，预后差。

本例患者属于第 III 期（复发加重期），诊断的难点在于影像学表现不典型，黏液栓完全堵塞了支气管，难以分辨肺实变与黏液嵌塞，增加了诊断的难度。

ABPA 的治疗目的：①尽早诊断和及时处理发作期的 ABPA，预防肺浸润部位发生支气管扩张；②治疗伴发的哮喘或不可逆的阻塞性和限制性通气功能障碍；③尽可能找出环境中致敏真菌的潜在来源。

糖皮质激素是 ABPA 急性期最有效的常规治疗药物。目前尚无统一的治疗剂量及疗程。文献报道了 2 种有效的治疗方案。第 1 种方案为波尼松 $0.5mg \cdot kg^{-1} \cdot d^{-1}$，治疗 1 ~ 2 周后改为隔日 1 次，再持续 6 ~ 8 周，然后每 2 周减量 5 ~ 10mg 至停药。每 6 ~ 8 周复查血清总 IgE 水平和 X 线胸片，以观察疗效。第 2 种方案为波尼松 $0.75mg \cdot kg^{-1} \cdot d^{-1}$，持续 6 周，然后，$0.5mg \cdot kg^{-1} \cdot d^{-1}$ 持续 6 周，之后每隔 6 周减量 5mg，持续治疗总疗程至少 6 ~ 12 个月，每 6 ~ 8 周复查血清总 IgE 水平并持续 1 年，从而确定患者血清 IgE 浓度的基线值。对于不能停用激素的 IV 期患者应尽可能使用最小剂量，可采用隔日给药的方式维持。

伊曲康唑作为 ABPA 的辅助治疗，可抑制曲霉的增生，降低气道嗜酸粒细胞的炎症，主要推荐用于使用激素治疗后首次复发，以

笔记

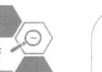

及激素依赖的 ABPA 患者。目前仅有 2 个随机对照试验证实口服伊曲康唑与安慰剂相比可显著降低 ABPA 患者的血清 IgE 水平，增加临床疗效，但不能显著改善肺功能。文献推荐的治疗方案为口服伊曲康唑 200 毫克 / 次，每日 2 次，持续 16 周，然后改为每天 1 次继续应用 16 周。目前伊曲康唑治疗对 ABPA 长期预后的影响尚不清楚。

尽管小样本研究提示吸入糖皮质激素对于 ABPA 的治疗有益，但是 1 项多中心、双盲、安慰剂对照的 32 例 ABPA 患者的临床试验结果显示，吸入糖皮质激素的临床疗效并不优于安慰剂。因此目前仅在口服波尼松减至每天 10mg 以下时，可以使用吸入激素控制哮喘的症状。联合吸入两性霉素与布地奈德和应用重组抗 IgE 抗体均有成功治疗 ABPA 的个案报道。

本病例为复发加重期，在波尼松 30mg，每日 1 次口服的基础上加予伊曲康唑 0.2g，每日 2 次口服。目前随访中。

ABPA 临床表现不典型，容易漏诊误诊。尽早诊断和及时治疗，预后尚可。

主要参考文献

1.Agarwal R，Gupta D，Aggarwal AN，et al.Clinical significance of hyperattenuating mucoid impaction in allergic bronchopulmonary aspergillosis：an analysis of 155 patients.Chest，2007，132（4）：1183-1190.

2.Hartl D，Latzin P，Zissel G，et al.Chemokines indicate allergic bronchopulmonary aspergillosis in patients with cystic fibrosis.Am J Respir Crit Care Med，2006，173（12）：1370-1376.

3.Koehm S，Slavin RG，Hutcheson PS，et al.HLA-DRB1 alleles control allergic bronchopulmonary aspergillosis-like pulmonary responses in humanized transgenic mice.J Allergy Clin Immunol，2007，120（3）：570-577.

4.Riscili BP，Wood KL.Noninvasive pulmonary aspergillus infections.Clin Chest Med，

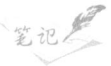

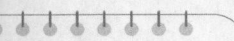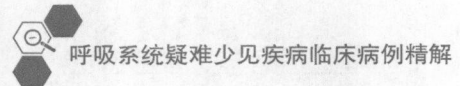 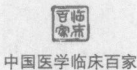

2009, 30（2）: 315-335.

5.Walsh TJ, Anaissie EJ, Denning DW, et al.Treatment of aspergillosis: clinical practice guidelines of the Infectious Diseases Society of America.Clin Infect Dis, 2008, 46（3）: 327-360.

6.Agarwal R, Gupta D, Aggarwal AN, et al.Allergic bronchopulmonary aspergillosis: lessons from 126 patients attending a chest clinic in north India.Chest, 2006, 130（2）: 442-448.

7.Greenberger PA.Allergic bronchopulmonary aspergillosis.J Allergy Clin Immunol, 2002, 110（5）: 685-692.

8.Wark PA, Hensley MJ, Saltos N, et al.Anti-inflammatory effect of itraconazole in stable allergic bronchopulmonary aspergillosis: a randomized controlled trial.J Allergy Clin Immunol, 2003, 111（5）: 952-957.

9.Stevens DA, Schwartz HJ, Lee JY, et al.A randomized trial of itraconazole in allergic bronchopulmonary aspergillosis.N Engl J Med, 2000, 342（11）: 756-762.

（王玉霞）

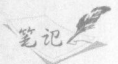

病例9 慢性血栓栓塞性肺动脉高压

病历摘要

患者女性，24岁。主诉："呼吸困难17个月"。患者17个月前无明显诱因出现活动后呼吸困难，未重视，后逐渐加重至爬2层楼即需要休息。14个月前乘车后突然出现呼吸困难加重，伴心悸、乏力、黑矇、胸痛及呼吸急促，静息时即出现，持续不能缓解。当地医院考虑"心肌炎"，予对症治疗后效果欠佳，后就诊于当地上级医院，诊断为"肺栓塞"，给予肝素抗凝过度为华法林抗凝治疗，出院后规律抗凝治疗，INR保持在2左右。约1年前患者逐渐出现双下肢水肿并气短加重，伴食欲不振，外院考虑"心力衰竭"，给予强心、利尿等治疗后，效果欠佳。约3个月前曾就诊于我院门诊，考虑不能除外慢性血栓栓塞性肺动脉高压，给予家庭氧疗、继续抗

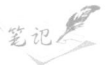

笔记

凝、利尿并口服他达拉非等治疗，症状有一定改善，现为进一步诊治收住入院。患者自起病来，精神尚可，饮食、睡眠一般，二便如常，体重无减轻。患者为公司职员，既往体健，无不良嗜好，否认家族性、遗传性疾病史，未婚未育。

【入院查体】

体温 36.5℃，脉搏 79 次/分，呼吸 20 次/分，血压 100/80mmHg。口唇无明显发绀，浅表淋巴结未触及肿大，双肺呼吸运动对称，双下胸壁叩诊呈浊音，双下肺呼吸音减弱，触觉语颤减弱，P2 > A2，P2 亢进，腹未见明显异常，双下肢无明显水肿。

【实验室检查】

血常规示：白细胞计数 7.79×10^9/L，中性粒细胞百分比 42%，血红蛋白 161g/L，血小板计数 253×10^9/L。尿、便常规正常。血生化：尿酸 375μmol/L，余肝、肾功能和血糖大致正常。凝血功能正常（院外已停华法林，改低分子肝素抗凝）。肿瘤标志物：糖链抗原 CA125、癌胚抗原、甲胎蛋白、鳞状上皮细胞癌抗原、神经元烯醇化酶和糖链抗原 CA199 均正常。抗核抗体、抗 dsDNA 抗体、抗中性粒细胞胞质抗体、抗心磷脂抗体、自身抗体等自身免疫相关检查均阴性。易栓症检查阴性。甲功等代谢相关检查阴性。降钙素原为 0.05μg/L，结核感染 T 淋巴细胞斑点试验（T-SPOT）阴性。

【辅助检查】

（1）心脏彩超提示右心相关参数如下：右心室内径 46mm，前壁厚度 6mm，舒张末面积 30.4cm²，收缩末面积 22.5cm²，面积变化分数 26%，三尖瓣环收缩斯位移 9mm，心肌做功指数 0.75。三尖瓣反流速度 466cm/s，TI 法估测肺动脉收缩压 96.7mmHg。

（2）通气/灌注扫描：通气/灌注显像不匹配。肺栓塞呈高度

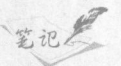

可能，累及左肺背段、前段、上舌段、下舌段、前基底段、后基底段、外基底段、内基底段、右肺尖段、后段、背段、前段、内侧段、外侧段、前基底段、后基底段、外基底段、内基底段。

（3）肺动脉造影（图9-1）：主肺动脉及左肺动脉主干增宽，右肺动脉主干可见附壁血栓，管腔狭窄；右下肺动脉显影，右肺上叶、中叶闭塞；左肺各动脉显示，段动脉扭曲，灌注期未见明显灌注缺失。

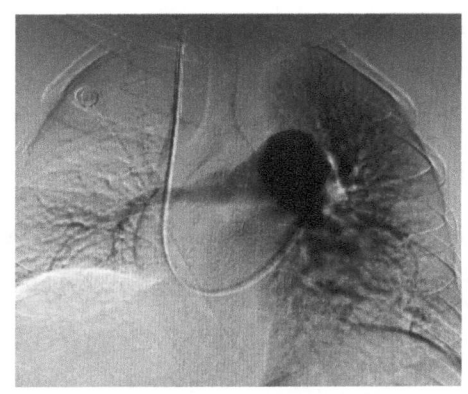

图 9-1　患者肺动脉造影图：可见主肺动脉及左肺动脉主干增宽，右肺动脉主干可见附壁血栓，管腔狭窄；右下肺动脉显影，右肺上叶、中叶闭塞；左肺各动脉显示，段动脉扭曲，灌注期未见明显灌注缺失

（4）右心漂浮导管测得的主要参数如表9-1。

表 9-1　右心漂浮导管的主要参数

参数	急性血管反应试验（前）	急性血管反应试验（后）
HR（次 / 分）	88	80
NBP（mmHg）	112/70（91）	119/74（94）
SpO$_2$（%）	83	80
CVP（mmHg）	3	3
PAP（mmHg）	88/43（58）	85/28（47）
PCWP（mmHg）	8	8
CO（L/min）	4.8	5.0
CI（L/min/m^2）	2.55	2.66
PVR（dyn.sec/cm^5）	833	624
SVR（dyn.sec/cm^5）	1349	1375

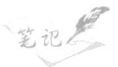

根据检查：①右心导管测得 mPAP ≥ 25mmHg。②肺血管造影及 V/Q 显像证实存在慢性血栓栓塞，且经过至少 3 个月的规范化治疗性抗凝后，肺动脉主干、叶、段、亚段仍有阻塞。③除外肺动脉高压的其他原因。该患者诊断为慢性血栓栓塞性肺动脉高压。

【诊断】

慢性血栓栓塞性肺动脉高压；WHO-FC Ⅱ级；肺动脉血栓内膜剥脱术后；肝素诱导的血小板减少症。

【治疗过程】

1. 明确诊断：①患者病史：明确肺栓塞病史且经过了规范化治疗性抗凝 3 个多月；②肺动脉造影提示慢性血栓；③右心漂浮导管检查提示确实存在肺动脉高压且除外了左心疾病相关肺动脉高压；④肺功能及实验室检查除外其他类型，患者明确诊断为慢性血栓栓塞性肺动脉高压。

2. 评估病情并选择治疗方案：根据患者一般情况，评估为 WHO 功能分级（WHO-FC）Ⅱ级；完善 6 分钟步行距离的检查，441 米；肺动脉造影提示病变以右肺动脉主干为主，为手术可及范围；结合患者心脏彩超及右心漂浮导管测得的血流动力学评估心脏的功能状态较好，可耐受手术且术后心功能可恢复程度大。综合评估后，建议行肺动脉血栓内膜剥脱术。

3. 术后并发症的处理：术后继续低分子肝素抗凝，患者出现血小板下降，术后第 4 天突发氧合下降，PO_2 < 30mmHg，紧急给予 ECMO 辅助支持，考虑肝素诱导的血小板减少症致再发新鲜血栓可能，将抗凝药物调整为阿加曲班，2 天内患者 ECMO 管路内因血栓形成致管路堵塞，撤 ECMO。患者血小板逐渐恢复，将抗凝药调整为磺达肝癸钠。后患者血小板逐渐回升，一般情况稳定。

4. 随访：已 2 年，无残余肺动脉高压发生。

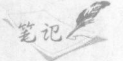

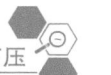

讨论与分析

【病例特点】

1. 青年女性，既往体健。

2. 病史较长，以"呼吸困难"为主要表现。肺栓塞未能得到及时诊治。

3. 体检示：P2 > A2，P2 亢进，余阴性。

4. 实验室检查显示：常规检查及常见肺栓塞原因、肺动脉高压原因筛查均阴性。

5. 影像检查提示慢性血栓。

6. 右心漂浮导管检查确诊肺动脉高压，且除外左心疾病相关肺动脉高压。

【诊疗思路】

1. 肺栓塞的诊断及鉴别诊断

肺栓塞最常见的症状为呼吸困难，年轻人，呼吸困难不严重且无其他伴随症状时易被忽视，这也是肺栓塞容易被漏诊的原因。呼吸困难这一症状的原因非常繁杂，多个系统的疾病均可导致呼吸困难，年轻人，无明显肺栓塞高危因素，是肺栓塞易被误诊的原因。该病例提醒，在呼吸困难的诊断时，需要注意鉴别肺栓塞。

2. 肺栓塞的病因诊断

诊断为肺栓塞的患者，应再次核实有无制动、创伤、肿瘤、长期口服避孕药等高危因素的病史，若无，应筛查隐匿性肿瘤。对于 40 岁以下的年轻人，还应筛查易栓症。对于女性，还应筛查自身免疫病。该患者无明显高危因素，病因筛查均阴性。文献报道及我们

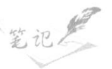

课题组的既往研究均提示，约 1/3 的肺栓塞患者查不到常见的易患因素，称为特发性肺栓塞。对于此类患者，应严密随访，每 3 个月复查并筛查可能的原因。

3. 肺栓塞的抗凝疗程与随访

特发性肺栓塞患者约 1/5~1/3 可出现复发；4% ~ 5% 的肺栓塞患者会发生慢性血栓栓塞性肺动脉高压。因为无论患者有无明确的诱因都应 3 个月左右随访一次。对于有明确诱因如外伤的患者，3 个月抗凝治疗后复查，若血栓吸收、右心功能恢复好、下肢无深静脉血栓、D- 二聚体正常，可考虑停药。对于特发性肺栓塞，即便检查结果均阴性，也不建议停药，应密切随访，注意复发及慢性血栓栓塞性肺动脉高压的发生。

4. 慢性血栓栓塞性肺动脉高压的诊断及鉴别诊断

（1）慢性血栓栓塞性肺动脉高压的诊断标准如下，三条需同时具备：①证实肺动脉高压的存在：右心导管测得 mPAP ≥ 25mmHg（注意：超声心动图可用于筛查肺动脉高压，但不足以确诊）。②肺血管造影或 V/Q 显像证实存在慢性血栓栓塞，且经过至少 3 个月的规范化治疗性抗凝后，肺动脉主干、叶、段、亚段仍有阻塞。③除外肺动脉高压的其他原因（右心导管测得的 PCWP < 15mmHg 以除外左心疾病相关性肺动脉高压）。

（2）鉴别诊断除了其他常见的四大类型肺动脉高压外，需要警惕以下两种情况：①大动脉炎所致肺动脉高压。动脉炎所致肺动脉高压为血管壁本身炎症致血管狭窄，偶可伴血栓形成，影像上难于鉴别，需结合患者一般情况及其他辅助检查。大动脉炎常见于年轻女性，可有体循环血管的累及，也可单纯累及肺动脉。造影可见较典型的"鼠尾征"，肺动脉核磁可见到血管壁增厚及延迟强化显像。

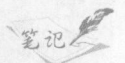

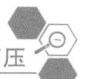

若为活动期，常规实验室检查可见非特异性炎症指标如 ESR、CRP 的升高。②纤维素性纵隔炎所致肺动脉高压。纤维素性纵隔炎为纵隔内非特异性炎症所致淋巴结肿大、纤维组织增生、钙化等，可压迫血管导致肺动脉高压。影像上除可见血管狭窄外，常可见血管周围多种组织填塞。且因为血管为外压性狭窄，常见血管壁较光滑，可供鉴别。另外，国外纤维素性纵隔炎的原因常为结核感染所致，常有结核病史或者钙化灶。

5. 慢性血栓栓塞性肺动脉高压的评估和治疗原则

对于慢性血栓栓塞性肺动脉高压的评估，主要目的是评估能否手术。但关于能否手术，目前尚无特别统一明确的标准，常依赖于含影像科、心脏超声、外科、内科等在内的多学科会诊，主要评估方面为：①血栓的位置，是否为手术可及。②心脏情况及其他全身状况能否耐受手术。对于不能耐受手术的慢性血栓栓塞性肺动脉高压患者，评估患者功能状态主要是为评估预后，以下情况常提示预后差：存在右心衰竭的症状或晕厥，WHO-FC 高，6 分钟步行距离短，NT-proBNP 浓度升高，心脏彩超或 CT 提示右心增大，右心漂浮导管提示平均肺动脉压高、肺血管阻力增加、右房压增加、心指数减小、混合静脉血氧饱和度降低等。治疗原则为：能手术的患者首选肺动脉血栓内膜剥脱术；不能手术的患者给予积极内科药物治疗，目前证实对慢性血栓栓塞性肺动脉高压患者有效的靶向药物只有利奥西胍，其他类型靶向药物的疗效尚待评价，但多数研究证实有效，可试用。

6. 慢性血栓栓塞性肺动脉高压的围手术期处理

术前准备主要是完善常规检查，核实手术可行性，并将抗凝药物调整为低分子肝素或肝素。术后常见并发症有：再灌注肺水肿、

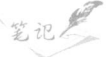

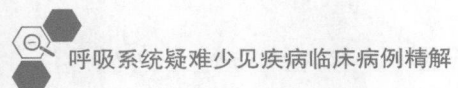 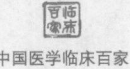

出血、心脏压塞、感染、肝素诱导的血小板减少症、心包切开术后综合征、残余肺动脉高压、神经系统并发症如谵妄等。

疾病介绍

1.慢性血栓栓塞性肺动脉高压

慢性血栓栓塞性肺动脉高压（chronic thromoembolic pulmonary hypertension，CTEPH）是一种由肺循环近端血栓栓塞和远端血管重构而导致肺动脉压力升高、右心进行性衰竭的综合征，常表现为呼吸困难、乏力、运动耐量下降。尽管高达63%的CTEPH患者没有明确的肺栓塞（PE）病史，仍有证据表明CTEPH是由一次或多次PE吸收不完全所触发的，既往发生过PE并不是诊断CTEPH的必备条件。慢性肺动脉高压的成因涉及多种机制，包括PE不当治疗后栓塞复发、肺血管分支原位血栓形成、初发血栓治疗失败等——这将导致大、小血管病变。

（1）CTEPH的发病率：CTEPH的确切发病率不明，目前文献报道肺栓塞后CTEPH的发生率约波动于0.8% ~ 9%。

（2）CTEPH的病理生理：CTEPH的发病机制尚不明确，目前的主要学说为"双室学说"，即"血栓形成与不溶"和"肺血管重塑"两方面的共同作用。

（3）CTEPH的易患因素：症状性肺栓塞患者发生CTEPH的易患因素包括多次发生PE、大面积的灌注缺损及低龄。其他报道有既往有脾切除史、永久静脉导管置入史、曾行心室心房分流术及慢性炎症状态（包括炎性肠病及骨髓炎）等。但大多数CTEPH患者无特异性易患因素。

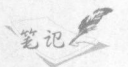

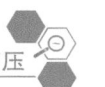
（4）CTEPH 的自然病史：预后很差。既往报道显示，在平均肺动脉压力大于 50mmHg 的患者，5 年病死率高达 90%。随着手术及靶向药物的进展，现 5 年死亡率已降至 40% 以下。

（5）CTEPH 的临床表现及体征：不特异，最常见的症状是进行性劳累性呼吸困难及运动耐量下降。随着疾病的进展，可出现其他症状如胸痛、头晕、晕厥等。随着右心衰竭的进展，可出现外周性水肿、早饱、上腹胀满或疼痛。CTEPH 患者并无一致的体征出现，且在右心衰竭尚未发生时体格检查可能无特殊的指示意义。随着右心受累的进展，会出现典型肺动脉高压的表现，如颈静脉搏动的大 V 型波、胸骨下段左缘可触及右室搏动、肺动脉瓣关闭产生的 P2 亢进、右室可闻及 S3 或 S4 奔马律。病情较重的患者可出现缺氧、发绀。

（6）CTEPH 的诊断及评估：既往有 DVT、PE 病史或两者兼有的患者出现呼吸困难、运动耐量下降或右心衰竭的临床证据时，应对其进行 CTEPH 的诊断及评估。不能解释的呼吸困难应鉴别肺血管病。CTEPH 的诊断性评估包括以下三个目标：①确定肺动脉高压的存在、严重程度以及由此导致的心功能不全；②明确其原因；③确定外科手术治疗的可能。疑似 CTEPH 患者须经过一系列检查来达到以下 3 条标准：①证实肺动脉高压的存在。右心导管检查证实平均肺动脉压力超过 25mmHg。超声心动图可用于筛查肺动脉高压，但不足以确诊肺动脉高压。②血管造影或核素通气 – 灌注显像证实经 3 个月的治疗性抗凝后，肺动脉树中主肺动脉干、叶、段、亚段肺动脉仍有阻塞。肺动脉造影或通气 – 灌注显像检查正常可除外 CTEPH 的诊断。③除外肺动脉高压的其他原因。为除外左心疾病相关性肺动脉高压，肺毛细血管楔压 < 15mmHg 是必备条件。

CTEPH 患者应进行包括病史采集、体格检查、肺动脉及双侧胸

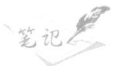

腔 X 线平片、心电图、肺功能检查、动脉血气分析、肺通气－灌注显像、右心导管检查及传统的有创性肺动脉造影等在内的全面评估。其中肺动脉造影应在有经验的中心开展。

（7）CTEPH 的治疗：CTEPH 的治疗策略主要分三步走：①抗凝治疗，是治疗的基础。对于没有明显禁忌证的患者，应终生抗凝。②评估手术可能性。对于有手术指征的患者，首选手术，即肺动脉血栓内膜剥脱术。③对于不能手术的患者，应给予积极的内科药物治疗或介入治疗。介入治疗方法，即球囊扩张，目前尚不十分成熟，不作为治疗首选。

因种种原因，国内 CTEPH 患者诊断时病情偏重，不能耐受手术的患者比例较高，因此，内科药物治疗起了重要作用。内科药物使用方面，主要把握以下原则：①抗凝治疗是基础：长期抗凝一般首选华法林，INR 控制在 2 ～ 3。②利尿治疗。③靶向药物治疗：主要适用于无法手术治疗的患者、术前准备或术后复查 / 残存肺动脉高压。目前获批用于治疗 CTEPH 的靶向药只有利奥西胍（Riociguat）。但越来越多的证据证实：治疗动脉性肺动脉高压的靶向药物在部分CTEPH 患者的治疗中有效。

2. 肝素诱导的血小板减少症

肝素诱导的血小板减少症（heparin-induced thrombocytopenia，HIT）是免疫介导的药物不良反应，是在应用肝素（包括普通肝素、低分子肝素）过程中出现的以血小板计数降低及栓塞并发症为主要表现的临床综合征。可以导致致命性的血栓栓塞并发症，包括肺栓塞、坏疽、急性心肌梗死及脑卒中等。

（1）HIT 的流行病学：国内尚无 HIT 发生率的统计报道。国外文献报道的发生率从 0.1% ～ 5% 不等，可见于手术后、内科病房、

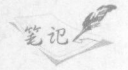

重症监护室等多个科室，其中以大手术后的发生率最高，心外科、整形外科手术明显高于产科手术或内科住院患者。HIT 可发生于应用肝素的患者，肝素的发生率明显高于低分子肝素，发生率之比约等于 10 ∶ 1。

（2）HIT 的发病机制：HIT 的发生是免疫机制介导的。肝素或低分子肝素进入体内后，形成相应的 IgG 抗体，并与血小板上的第 4 因子（platelet factor 4，PF4）结合形成免疫复合物，最终与血小板表面的受体结合并激活血小板。活化的血小板产生更多的 PF4 及促凝物质，进而导致了血栓形成及血小板的进一步消耗。因此，HIT 的两大主要特点即血小板减少及血栓形成。

（3）HIT 的临床表现：根据 HIT 的概念及发病机制可以推断，HIT 的临床表现主要是血小板减少及血栓形成，此外，还有一些相对少见的表现。常见的临床表现具体有：①血小板减少。血小板减少是 HIT 的最常见表现，见于 90% 左右的患者，常发生于应用肝素后的 5 ~ 10 天，可见血小板计数 < 150×10^9/L 或较基础值下降 30% ~ 50%。但必须指出，尽管血小板减少最常见，但并不一定是首发症状，约 1/4 的 HIT 患者血栓形成早于血小板减少的出现。②血栓形成。HIT 诱发的血栓形成常见于静脉，但也可见于动脉。17% ~ 55% 的患者可出现 DVT、PTE 等并发症。动脉系统也可形成血栓，约见于 3% ~ 10% 的 HIT 患者，导致肢体动脉栓塞、心肌梗死、脑卒中等并发症。必须指出，若处理不当，可有 5% ~ 10% 的 HIT 患者死于血栓形成并发症，但目前尚无因为 HIT 致出血进而导致患者死亡的报道。③其他表现。HIT 的其他相对少见的临床表现还有注射部位皮肤坏死，肾上腺缺血性坏死（肾上腺静脉栓塞所致），DIC，出血，注射肝素 30 分钟内出现的急性系统反应如高热、寒战、心动过速、呼吸困难甚至心跳呼吸骤停等。

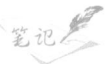

（4）HIT 的分型：按照 HIT 发生的时间，可将 HIT 分为 3 型，分别为：①典型 HIT：多发生于应用肝素后 5 ～ 10 天。②速发型 HIT：发生于应用肝素后的 24 小时内。此型多见于过去 100 天内（尤其是过去 1 个月内）曾有肝素暴露史，血中存在 HIT 抗体的患者。③迟发型 HIT：停用肝素 3 周后发生的 HIT。

（5）HIT 的诊断：

1）诊断方法：①临床评估可能性，常用的方法为 4Ts 法，即分别从血小板减少的程度（Thrombocytopenie，T）、血小板减少出现的时间（Timing，T）、新的血栓形成（Thrombosis，T）、其他怀疑诊断（oTher cause，T）4 个方面进行评分。具体如表 9-2 所示。临床 4Ts 法评估 HIT 可能性存在敏感性高而特异性不高的特点，因此，临床疑诊 HIT 的患者还需要完善实验室检查。②实验室检查：包括免疫检查（主要检测 HIT 相关的抗体）及血小板功能检查。免疫检查常用酶联免疫吸附法（enzyme linked immunosorbent assay，ELISA）检测 HIT 相关抗体。血小板功能检查可检测血小板的聚集、活化及脱颗粒情况。常用的方法有 C14-5 羟色胺释放试验、血小板凝集试验等，其中认为 C14-5 羟色胺释放试验结果最可靠，但因需要应用放射性物质而使其开展受限。

表 9-2　临床评估 HIT 的 4Ts 评分法

指标 / 积分	2 分	1 分	0 分
血小板减少的程度	血小板计数相对降低 > 50% 且最低值 ≥ 20×10⁹/L	血小板计数相对降低 30% ～ 50% 且最低值在 10×10⁹/L ～ 19×10⁹/L	血小板计数相对降低 < 30% 且最低值 < 10×10⁹/L
肝素或低分子肝素治疗与血小板减少出现的时间差	明确应用肝素后 5 ～ 10 天或 ≤ 1 天（过去 30 天内接触过肝素）	应用肝素 > 10 天或 < 1 天（过去 30 ～ 100 内接触过肝素）	≤ 1 天但无肝素接触史，应用肝素 4 天内出现

续表

指标 / 积分	2 分	1 分	0 分
血栓形成	明确的新发血栓、皮肤坏疽、急性系统反应	再发血栓或血栓加重、非坏死性皮肤损伤（可疑血栓）	无
其他导致血小板减少的原因	无	可能存在 如：病原学证实的脓毒血症或应用呼吸机	明确存在 如术后 72 小时；明确的细菌 / 真菌感染；20 天内化疗病史；DIC；输血后紫癜；药物所致血小板减少

备注：将每组所得分数相加，其预测 HIT 发生的可能性如下：6 ~ 8 分，高度可能；4 ~ 5 分，中度可能；0 ~ 3 分，低度可能。

2）诊断流程图，如图 9-2 所示。

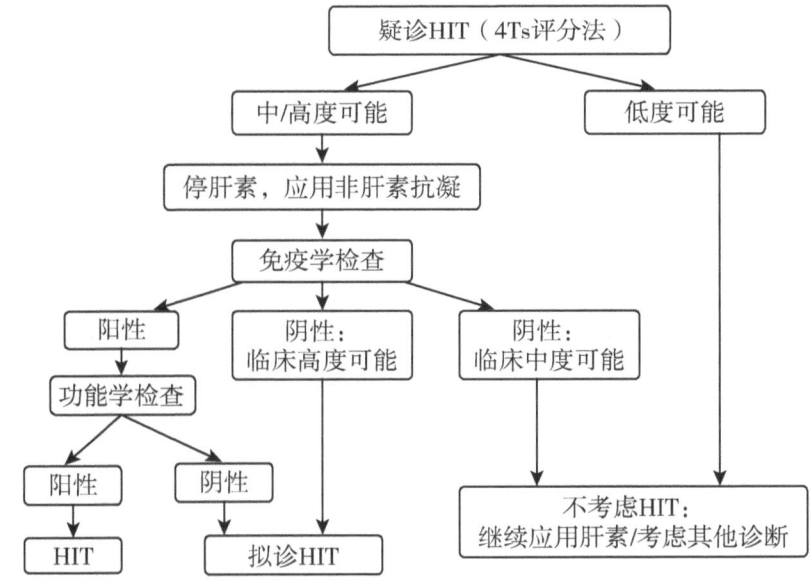

图 9-2　肝素诱导的血小板减少症（HIT）诊断流程图 HIT，
heparin-induced thrombocytopenia.

3）HIT 的早期诊断：因为血小板减少是 HIT 最常见的表现，往往也是首发表现。因此，定期检测血小板数量在 HIT 的早期诊断中

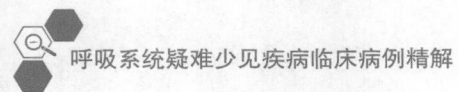
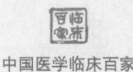

起着重要作用。对于存在 HIT 高危因素的患者，建议应用肝素后的 4～14 天或停用肝素前，每 2～3 天检测血小板计数。

（6）HIT 的治疗：与所有药物不良反应的治疗相似，停用肝素是第一步，但仅仅停用肝素是不够的。如前所述，因为 HIT 的另一常见临床表现是血栓形成，因此，停用肝素时需要应用另一种抗凝剂抗凝。常用的有阿加曲班、比伐卢定、磺达肝癸钠、利伐沙班等。

主要参考文献

1. 王辰. 肺动脉高压. 人民卫生出版社，2014.

2. Simonneau G，Gatzoulis MA，Adatia I，et al.Updated clinical classification of pulmonary hypertension.J Am Coll Cardiol，2013，62（Suppl 25）：D34-41.

3. Vittorio Pengo MD，Anthonie WA，Lensing MD，et al.Incidence of chronic thromboembolic pulmonary hypertension after pulmonary embolism.N Engl J Med，2004，350（22）：2257-2264.

4. Yang S，Yang Y，Zhai Z，et al.Incidence and risk factors of chronic thromboembolic pulmonary hypertension in patients after acute pulmonary embolism.J Thorac Dis，2015，7（11）：1927-1938.

5. Mayer E，Jenkins D，Lindner J，et al.Surgical management and outcome of patients with chronic thromboembolic pulmonary hypertension：results from an international prospective registry.J Thorac Cardiovasc Surg，2011，141（3）：702-710.

6. Corsico AG，D'Armini AM，Cerveri I，et al.Long-term outcome after pulmonary endarterectomy.Am J Respir Crit Care Med，2008，178（4）：419-424.

7. Greinacher A，Farner B，Kroll H，et al.Clinical features of heparin-induced thrombocytopenia including risk factors for thrombosis.A retrospective analysis of 408 patients.Thromb Haemost，2005，94（1）：132-135.

8. Warkentin TE，Greinacher A，Koster A，et al.Treatment and prevention of heparin-induced thrombocytopenia：American College of Chest Physicians Evidence-Based

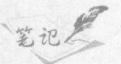

Clinical Practice Guidelines（8th Edition）.Chest，2008，133（Suppl 6）：340S–380S.

9.Sharifi M，Bay C，Vajo Z，et al.New oral anticoagulants in the treatment of heparin-induced thrombocytopenia.Thromb Res，2015，135（4）：607–609.

10.Warkentin TE，Davidson BL，Büller HR，et al.Prevalence and risk of preexisting heparin-induced thrombocytopenia antibodies in patients with acute VTE.Chest，2011，140（2）：366–373.

11.Warkentin TE，Greinacher A.Heparin-induced thrombocytopenia and cardiac surgery. Ann Thorac Surg，2003，76（2）：638–648.

（李积凤）

病例 10 CTPA 多发充盈缺损并肺动脉高压 – 纤维素性纵隔炎

病历摘要

患者女性，70 岁，主诉："反复咳嗽、咳痰 10 余年，呼吸困难 3 年余，加重 1 个月"。10 余年前患者反复于受凉后出现咳嗽，咳痰，多为白色泡沫状痰，偶为黄黏痰，伴有活动后喘息、气促。上述症状多于受凉感冒后反复发作，症状逐年加重。近 3 年来患者感胸闷、气短、呼吸困难明显加重，活动受限，偶伴咳嗽、咳痰，间断出现双下肢水肿，夜间喜高枕卧位，5 个月前患者因呼吸困难加重，查超声估测肺动脉收缩压 131mmHg，诊断为"肺动脉高压"，后给予波生坦 125mg bid 联合西地那非 25mg，每日 2 次治疗，出院后上述症状仍反复出现。

2 型糖尿病病史 20 年。结核性胸膜炎病史 10 年，予以抗结核

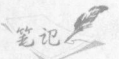

治疗 1 年半后停药。有高血压病史 3 年，血压控制良好。30 年前行阑尾切除术。青霉素、头孢类药物过敏。

【入院查体】

体温 36.5℃，脉搏 108 次 / 分，呼吸 30 次 / 分，血压 140 / 70mmHg，呼吸运动增强，肋间隙正常，语颤正常，胸骨无叩痛。双肺叩诊清音，双下肺可闻及干湿啰音，未闻及胸膜摩擦音。心前区无隆起，心界扩大，心律齐，各瓣膜听诊区未闻及杂音，P2 > A2。双下肢轻度浮肿。

【实验室检查】

血常规、肝肾功能、尿便常规、凝血功能、风湿免疫指标、血肿瘤标志物基本正常；痰、血病原学培养和病原学标志物基本正常；结核检测（ – ）。

B– 型钠尿肽：114pg/ml，血沉 50mm/h。

血气分析：pH 7.466，二氧化碳分压 28.6mmHg，氧分压 50.2mmHg，HCO_3– 22.6mmol/L。

肺功能：FEV_1 67.9%，FEV_1/FVC 61.33%，阻塞性通气功能障碍。

【辅助检查】

1. 血管超声：左侧颈动脉局部粥样硬化；肾动脉硬化；双侧下肢动脉粥样硬化伴斑块形成；双下肢静脉血流通畅。

2. 心脏超声：三尖瓣反流（中度），肺动脉高压（重度），右心扩大，右室壁稍厚，左右肺动脉起始段增宽。

3. CTPA：见图 10-1。

4. 双肺血流灌注 + 通气显像：①右上肺及右肺中叶、右肺下叶前基底段、后基底段多发血流灌注受损，通气功能部分未见明显受损，考虑肺栓塞可能（高度可能）。②左肺上叶尖后段、左肺下叶背段、外基底段血流灌注及通气功能均受损。

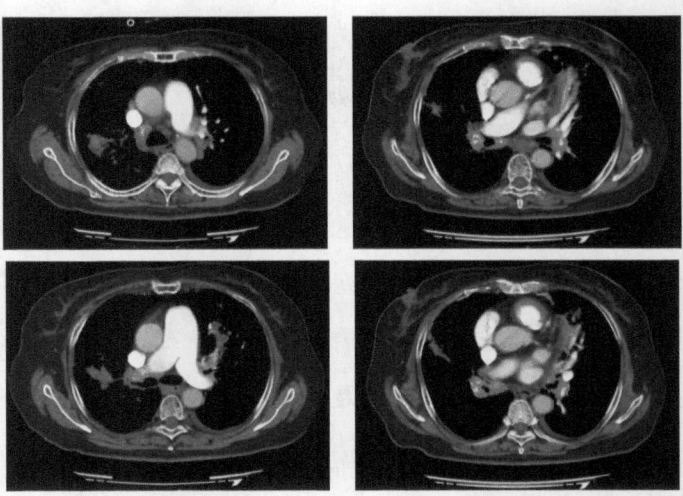

图 10-1　肺动脉高压；右肺上叶中叶动脉、右肺下叶背段动脉显示不清，
考虑动脉闭塞双肺感染，双肺上叶为著。（影像所见夹杂陈旧病变与新近
感染，陈旧病变与结核有关，伴多发支气管狭窄）右肺上叶陈旧病变。
纵隔及肺门多发肿大淋巴结伴钙化。左侧胸腔积液

5. 右心导管检查 + 肺动脉造影（图 10-2）：肺动脉压 113/28
（59）mmHg，全肺阻力 1021 达因单位（12.7Wood 单位）。

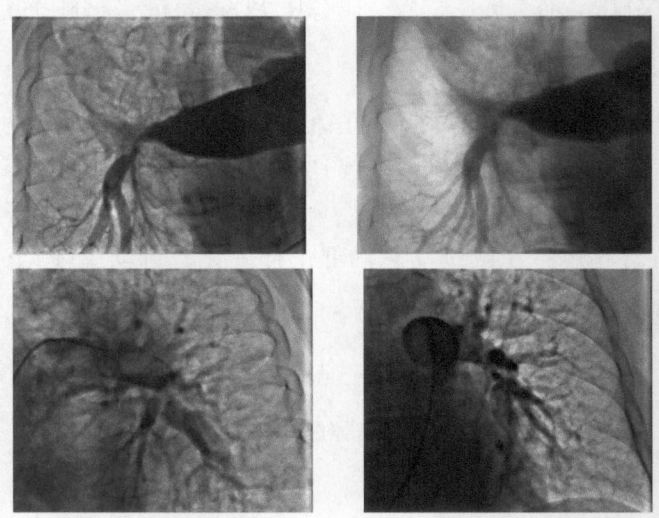

图 10-2　右心导管检查 + 肺动脉造影：示右肺动脉主干扩张，上叶各支
未见显影，降支重度狭窄，中叶支和内底支纤细；左肺动脉降支开口
处狭窄，远端血管扩张，下舌支和前支显影差，肺动脉瓣反流

【诊断】

肺动脉高压；纤维素性纵隔炎；WHO 功能分级Ⅳ级；慢性阻塞

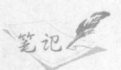

性肺疾病急性加重；1 型呼吸衰竭；浸润型肺结核；高血压病 2 级（极高危组）；2 型糖尿病。

【诊疗过程】

入院后完善检查，给予异丙托溴铵和布地奈德雾化吸入、氨溴索静脉注射祛痰、依诺肝素抗凝、胰岛素控制血糖和口服利尿剂利尿治疗，应用波生坦和西地那非治疗肺动脉高压，2015 年 9 月 16 日行右心导管检查＋肺动脉造影术示重度肺动脉高压，双肺多支肺动脉闭塞和狭窄，继续予雾化吸入、抗凝、改善心功能和肺动脉高压靶向药物治疗，2015 年 9 月 21 日患者出现发热、咳嗽咳痰，血象较前升高，双肺可闻及干湿性啰音，诊断为"慢性阻塞性肺疾病急性加重"，考虑为院内获得性感染，予氨曲南左氧氟沙星抗感染、多索茶碱静脉注射和雾化平喘治疗，2015 年 9 月 22 日疑难病例讨论肺动脉高压病因考虑为结核所致的纤维素性纵隔炎，多发肺血管受压闭塞、狭窄，考虑波生坦和西地那非疗效欠佳，嘱停用。肺部 CT 结核病灶较 2011 年和 2014 年进展，诊断为"浸润型肺结核"，加用抗结核治疗。远端血管狭窄，不除外肺血管炎，可加用小剂量糖皮质激素口服。给予保肝、保护胃黏膜等对症治疗，患者于 2015 年 10 月 1 日好转出院。

讨论与分析

【病例特点】

1. 患者女性，70 岁。

2. 主诉"反复咳嗽、咳痰 10 余年，呼吸困难 3 年余，加重 1 个月"。

3. 近 3 年以慢性支气管炎治疗效果不佳，反复下肢水肿，夜间平卧困难。

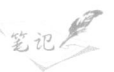

4. 外院心脏彩超：肺动脉高压（TI 法，SPAP：151mmHg）。

5. 应用波生坦、西地那非效果不佳。

6.10 年前因结核性胸膜炎行抗结核治疗 1 年半。

7. 出生并久居于内蒙古。

8. 入院查体提示：P2 ＞ A2，双下肢水肿。

9.CT 及肺动脉造影提示：双肺动脉主干近端多发狭窄，CT 提示纵隔及肺门多发肿大淋巴结伴钙化。

【诊疗思路】

1. 肺动脉高压的诊断

肺动脉高压是一组由异源性疾病和不同发病机制引起的以肺血管阻力持续增加为特征的临床 – 病理生理综合征。2015 年欧洲心脏病学会与呼吸病学会联合发布的最新肺动脉高压指南将肺动脉高压分为五类：Ⅰ类动脉性肺动脉高压、Ⅱ类左心疾病相关肺动脉高压、Ⅲ类慢性缺氧性疾病相关性肺动脉高压、Ⅳ类慢性血栓栓塞性肺动脉高压（CTEPH）、Ⅴ类其他未知原因导致的肺动脉高压。

结合该患者特点，其鉴别诊断需要与如下疾病相关鉴别：

（1）慢性血栓栓塞性肺动脉高压：CTPA 及肺动造影可见多发充盈缺损，肺核素通气灌注显像也提示不配匹，因此应考虑肺栓塞可能；但需要强调的是 CTPA、肺动脉造影与肺灌注等所提示的充盈缺损并不均为肺栓塞造成，但可以由动脉内其他病变造成，如肿瘤，也可由动脉管壁病变造成，如大动脉炎，还可由动脉外病变造成，如纵隔炎，但结合该患者既往结核病史、CTPA 提示充盈缺损周围软组织增生等情况，考虑肺栓塞诊断不成立。

（2）慢性缺氧性疾病相关肺动脉高压：患者肺功能提示阻塞性通气功能障碍，血气分析提示Ⅰ型呼吸衰竭，应考虑有第三大类肺

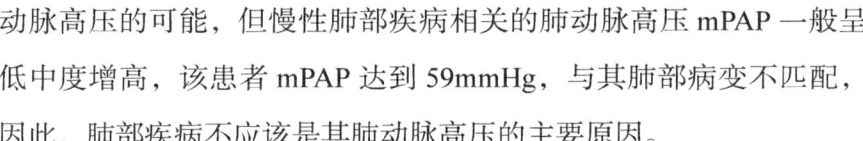

动脉高压的可能，但慢性肺部疾病相关的肺动脉高压 mPAP 一般呈低中度增高，该患者 mPAP 达到 59mmHg，与其肺部病变不匹配，因此，肺部疾病不应该是其肺动脉高压的主要原因。

（3）左心疾病相关肺动脉高压：患者无相关左心疾病病史，且心脏彩超无提示，因此，第二大类肺动脉高压不支持。

（4）其他继发性肺动脉高压：比如风湿性疾病、肝硬化、HIV、血液系统疾病等，均无相关证据支持。

（5）特发性肺动脉高压：需要除外其他疾病方可诊断，结合该患者临床及影像学资料，特发性肺动脉高压不支持。

2. 肺结核的诊断

患者既往有结核性胸膜炎病史，曾治疗过 1.5 年，此次住院查 T-SPOT、PPD 试验虽然呈阴性，但血沉显著增快，达 50mm/H，且其影像学提示肺内病变与纵隔病变逐年呈动态进展（图 10-3），因此仍考虑结核活动。

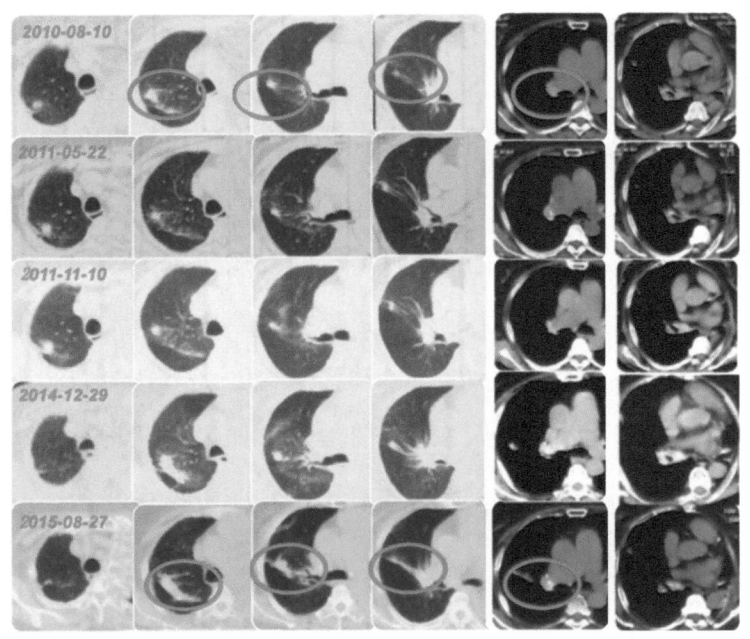

图 10-3　肺 CT：示右肺斑片影逐年进展加重，右肺门淋巴结钙化明显

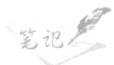

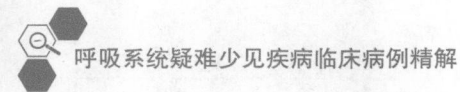

➕ 疾病介绍

纤维素性纵隔炎（fibrinous mediastinitis）是一种少见病，指纵隔中无细胞成分的胶原和纤维组织良性增生，压迫上腔静脉、肺动脉、肺静脉和气管等纵隔结构。主要病因是真菌感染，美国以组织胞质菌感染多见，结核感染是第二位病因。继发于结核感染的纵隔纤维化多表现为纵隔淋巴结增大，纵隔纤维化相对较轻，CTPA 显示肺动脉及气道周围多发软组织影，肺动脉造影肺动脉多发狭窄，肺动脉狭窄是纤维素性纵隔炎相对少见的并发症，患者多死于严重的肺动脉高压。

这是一例以肺动脉狭窄或闭塞为主要表现的患者，临床并不少见，在寻找病因时往往困难，单纯肺通气/灌注显像经常被误诊为肺栓塞。本例患者的肺动脉狭窄的病因首先考虑纤维性纵隔炎。此患者既往有结核感染病史，纵隔和肺门淋巴结广泛钙化影，提示诊断为结核所致的纤维素性纵隔炎，经抗结核治疗 3 个月后复查胸部 CT 示右肺阴影明显吸收，右肺门淋巴结钙化明显，患者活动耐量明显改善，支持结核所致的纤维素性纵隔炎诊断。另外患者症状的改善与利尿、支气管扩张剂等的综合治疗也有关系。

纤维素性纵隔炎相关肺动脉高压的发病机制中，肺血管自身炎症可能起着一定作用，抑制自身炎症可能对疾病发展产生有益影响。当然，该患者的随访时间尚短，长期预后有待进一步观察。患者症状显著改善，故仍维持目前治疗，如果后期仍有症状，右肺动脉主干局限狭窄可考虑介入治疗，有助于缓解肺动脉高压导致的症状。

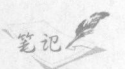
笔记

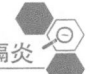

主要参考文献

1.Rossi SE，McAdams HP，Rosado–de–Christenson ML，et al.Fibrosing mediastinitis. Radiographics，2001，21（3）：737–757.

2.Atasoy C，Fitoz S，Erguvan B，et al.Tuberculous fibrosing mediastinitis：CT and MRI findings.J Thorac Imaging，2001，16（3）：191–193.

3.陈文慧,杨媛华,王晓娟,等.三例不同类型肺动脉高压的临床分析.国际呼吸杂志， 2011，31（23）：1796–1800.

4.Galiè N，Humbert M，Vachiery JL，et al.2015 ESC/ERS Guidelines for the diagnosis and treatment of pulmonary hypertension.The Joint Task Force for the Diagnosis and Treatment of Pulmonary Hypertension of the European Society of Cardiology（ESC） and the European Respiratory Society（ERS）.Eur Respir J，2015，46（6）：1855– 1856.

（万　钧）

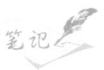

病例 11　肺毛细血管瘤病

病历摘要

　　患者女性，19岁，主诉：活动后气短半年。患者入院前半年无明显诱因出现活动后气短，口唇及手指轻度发绀，未予特殊诊治。4个月前就诊于当地医院，查胸片未见明显异常。2个月前就诊于阜外医院，完善相关检查后排除心脏病变，后就诊于北京协和医院，查胸部CT示双肺可见散在淡薄小斑片影，左上肺部分融合，气管镜灌洗液检查示巨噬细胞38%，淋巴细胞57%，透壁肺活检病理示慢性炎，肺泡间隔纤维组织增生伴小血管扩张充血。后患者活动后气短进行性加重，2周前开始于当地医院静脉注射甲强龙及阿奇霉素治疗，气短无明显缓解。为进一步诊治以"呼吸困难原因待查"收入我科。病程中患者无发热、咳嗽、咳痰，无胸痛、咯血，无皮

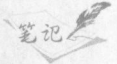
笔记

疹、口干、眼干、关节肿痛，精神、睡眠差，饮食欠佳，大小便如常，体重无明显改变。患者既往体健，否认职业粉尘接触史，否认宠物饲养史，否认烟酒嗜好，否认家族遗传病史。

【入院查体】

体温 36.8℃，脉搏 88 次 / 分，呼吸 20 次 / 分，血压 139/86mmHg。神清，口唇轻度发绀，浅表淋巴结未触及，双肺呼吸运动对称，双肺叩清音，双侧呼吸音清，双侧未闻及明显干湿啰音，未闻及胸膜摩擦音，律齐，各瓣膜听诊区未闻及明显杂音，腹部查体无异常，双下肢无水肿。

【实验室检查】

血气分析未吸氧示：pH 7.465，二氧化碳分压 34.1mmHg，氧分压 54.8mmHg。血常规示：白细胞计数 11.47×10^9/L，中性粒细胞比例 57%，血红蛋白 136g/L，血小板计数 217×10^9/L。尿、便常规、血生化、凝血功能、血沉、C 反应蛋白正常。肿瘤标志物：癌胚抗原为 4.61ng/ml，糖链抗原 CA125、甲胎蛋白、鳞状上皮细胞癌抗原、神经元烯醇化酶和糖链抗原 CA199 均正常。抗核抗体、抗 dsDNA 抗体、抗中性粒细胞胞质抗体和自身抗体均阴性。结核菌素试验阴性，未见便寄生虫虫卵。

完善胸部 HRCT 检查示双肺多发模糊斑片及结节影，大部分位于肺泡内，部分融合成片，考虑外源性过敏性肺泡炎可能性大（图 11-1）。肺功能示轻度阻塞型通气功能障碍，弥散量重度降低，上气道阻力增高，FEV1/FVC 76%，FEV1 占预计值 73.7%，DLCO/VA 31.7%，DLCO SB 28%。肺动脉造影未见明确异常，右心导管测定 CVP-3mmHg，右室压力 52/-9mmHg，主肺动脉 49/25mmHg，平均压 35mmHg，右肺动脉压力 68/35mmHg，平均压 48mmHg，符合中度肺动脉高压。心脏彩超示心脏结构及功能未见明显异常。6 分钟步行距离 340 米。气管镜检查示炎性改变。灌洗液、刷片细菌、真菌涂片及抗酸染色均未见明显异常。灌洗液外观洗肉水样，巨噬细胞百分比 37%，嗜中性粒细胞百分比 63%，含铁血黄素细胞弱阳性，PAS 染色弱阳性。支气管黏膜活检病理示慢性炎。透壁肺活检组织病理示小块支气管黏膜慢性炎，肺泡隔毛细血管扩张充血。

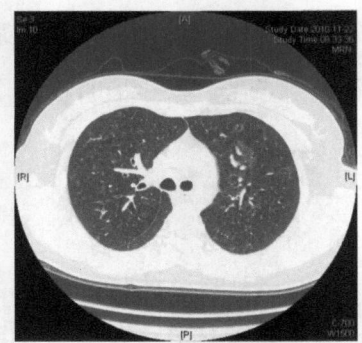
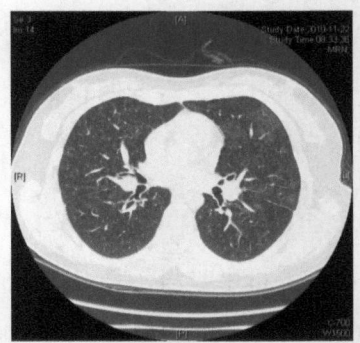
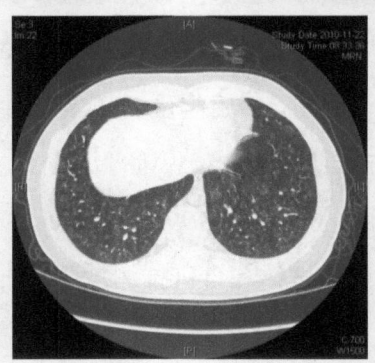

图 11-1 胸部 HRCT：双肺多发模糊斑片及结节影，
大部分位于肺泡内，部分融合成片

为明确病因行右侧 VATS 肺活检术，取肺组织 2 块，大小分别为 3.4cm×1.6cm×0.4cm 和 3cm×3.3cm×0.3cm，肺膜光滑，肺切面灰白，局部灰红，质软。镜下可见散在分布的肺泡间隔毛细血管密集，层次增多，超过 3 层，其余肺组织肺泡结构大致正常，胸膜下部分肺泡呈气肿样改变，部分肺泡腔内出血，胸膜下静脉扩张、淤血，小叶间隔静脉淤血，大动脉未见明确病变，小动脉中膜肥厚，

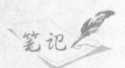

肺泡毛细血管前动脉肌化显著伴内膜增生，部分肺泡毛细血管充血（图 11-2）。考虑肺多发毛细血管瘤病，继发肺动脉高压Ⅲ级。患者及家属知晓该病预后较差，办理自动出院。

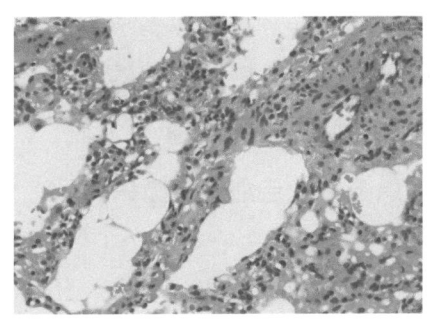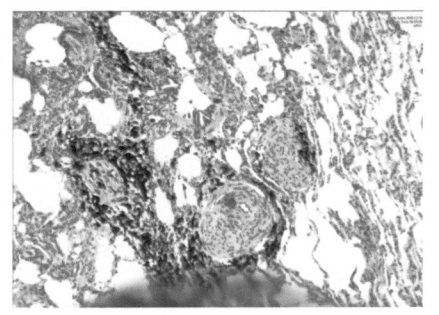

图 11-2　VATS 肺活检组织镜下可见散在分布的肺泡间隔毛细血管密集，层次增多，超过 3 层，其余肺组织肺泡结构大致正常，胸膜下部分肺泡呈气肿样改变，部分肺泡腔内出血，胸膜下静脉扩张、淤血，小叶间隔静脉淤血，大动脉未见明确病变，小动脉中膜肥厚，肺泡毛细血管前动脉肌化显著伴内膜增生，部分肺泡毛细血管充血（HE×100）

【诊断】

肺毛细血管瘤病；肺动脉高压Ⅲ级；Ⅰ型呼吸衰竭。

讨论与分析

【病例特点】

1. 青年女性，慢性病程，既往体健。

2. 以活动后气短为主要表现。

3. 查体：神清，口唇轻度发绀，双肺呼吸运动对称，双肺叩清音，双侧呼吸音清，两肺未闻及明显干湿啰音，未闻及胸膜摩擦音，双下肢无水肿。

4. 实验室检查显示血象偏高，Ⅰ型呼吸衰竭，肿瘤标志物除 CEA 偏高外，其余均正常；感染及免疫系统相关检查均正常。

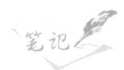

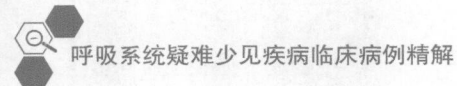

5.HRCT检查示双肺多发模糊斑片及结节影,大部分位于肺泡内,部分融合成片。肺功能示轻度阻塞型通气功能障碍,弥散量重度降低。右心导管示中度肺动脉高压。气管镜检查示炎性改变,灌洗液外观洗肉水样,巨噬细胞37%,嗜中性粒细胞63%,含铁血黄素细胞弱阳性,PAS染色弱阳性,支气管黏膜活检病理示慢性炎,透壁肺活检组织病理示小块支气管黏膜慢性炎,肺泡隔毛细血管扩张充血。

6.VATS肺活检所得肺组织病理考虑肺多发毛细血管瘤病。

【诊疗思路】

1. 双肺弥漫性实质性肺疾病的鉴别诊断

本例患者胸部CT提示双肺弥漫性实质性肺疾病,肺小叶中心为主磨玻璃影,需要鉴别以下疾病:①吸入性肺炎:合并鼻窦炎时可表现为弥漫性泛细支气管炎,一般有吸入因素,发病隐匿,以咳嗽、进行性呼吸困难为主要表现,口唇及指甲可见发绀,常见WBC、CRP、ESR增高,影像上可表现为弥漫、散在小结节影或粟粒样阴影,该患者需完善相关检查,包括免疫功能、支气管镜检查等;②肺结核:青年患者,肺结核较为常见,但该患者无结核中毒症状如低热、盗汗、乏力、咯血等,化验检查也不支持,经过激素治疗病情没有加重;③外源性过敏性肺泡炎:一般有明确的职业或环境抗原接触史,亦有呼吸困难伴咳嗽、咳痰、体重减轻,肺底部可闻及吸气末Vecro音,胸部HRCT有小叶间隔和小叶内间质不规则增厚,间或混有斑片状磨玻璃影,该患者从影像上分析此种可能性不能除外,外院气管镜检查灌洗液以淋巴细胞增多为主,但患者无明确过敏史,脱离环境症状无减轻;④肺血管炎:是一组血管壁及其周围炎性病变的疾病,由此导致血管壁破坏,引起相应气管的功能异常或衰竭,患者无相关临床表现,如发热、乏力、消瘦、皮肤损害、关节痛、血尿等,

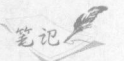
笔记

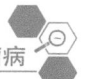

故可能性不大；⑤支气管肺泡癌：多见于中老年患者，突出表现为咳大量白色泡沫痰，影像学可表现为磨玻璃影、实变影及多发结节影，痰找到肿瘤细胞可确诊，此患者根据病史，此病可能性不大；⑥需除外肺血管相关疾病。

2. 肺动脉高压的鉴别诊断

该患者右心导管检测存在中度肺动脉高压，根据 2015 年 ESC/ERS 肺动脉高压诊治指南，肺动脉高压分为 5 类：①动脉性肺动脉高压，包括特发性肺动脉高压、肺静脉闭塞性疾病、肺毛细血管瘤病；②左心疾病所致的肺动脉高压；③肺部疾病和（或）低氧所致的肺动脉高压；④慢性血栓栓塞性肺动脉高压和其他肺动脉堵塞性疾病；⑤原因不明和（或）多种因素所致的肺动脉高压。该患者可以从引起肺动脉高压的原因角度去寻找相关诊断，结合患者肺功能主要表现为弥散功能障碍，无明显通气功能障碍，故考虑肺内微结节病变仍以血管性病变为主，建议其行开胸肺活检以明确诊断。

🏥 疾病介绍

肺毛细血管瘤病（pulmonary capillary hemangiomatosis，PCH）是一种极为罕见、预后不良的血管增生性疾病，其病因尚不清楚，可在年轻患者中引起肺动脉高压。自 1978 年首次报道至今，英文文献中仅有 60 多例，国内仅有 3 例个案报道。由于该病极为罕见，大多数医生对其缺乏认识，极易漏诊、误诊。

PCH 发病年龄为 2 ~ 71 岁，平均发病年龄为 30 岁，男女发病率无明显差异，其特征性临床表现为进行性呼吸困难和疲倦，30% 的患者有咯血，25% 有血性胸水，血流动力学表现为肺动脉压升高，

CT示肺动脉增宽，合并双侧广泛分布、边界不清的小叶核心结节状磨玻璃影。

PCH确诊需组织学诊断，其主要形态学特点为多灶、广泛、密度增高的毛细血管，主要分布在肺泡壁、小叶间隔、支气管周围、胸膜下和小血管周围的结缔组织，早期病变为多排毛细血管沿肺泡壁分布，晚期病变进展为毛细血管背靠背呈结节状或片状，管腔不明显，仅表现为肺泡壁增宽，其内见密集的血管内皮细胞。该病早期诊断困难，大多数病例在尸检时方确诊。

鉴别诊断：①肺静脉闭塞病（pulmonary veno-occlusive disease，PVOD）：常见于儿童及青年人，也可导致毛细血管扩张，常表现为单层扩张的毛细血管构成拥挤的血管襻，显示网状纤维和弹力纤维的特殊染色有助于鉴别肺静脉闭塞病和PCH，前者在肺泡上皮细胞层之间有单层扩张的毛细血管构成血管襻，而在PCH则有数排增生的毛细血管，使得肺泡壁增厚；②急性淤血：肺淤血可能引起肺毛细血管淤血，看上去类似PCH，但一般病变弥漫，且缺少毛细血管增生引起的血管密度增加；③肺膨胀不全引起的人工假象：肺膨胀不全只显示肺泡壁的塌陷，没有真正的毛细血管增生。

由于病变罕见，缺少系统有效的治疗方法，有很高的致死性。潜在治疗方案包括吸入一氧化氮、血小板源性生长因子受体拮抗剂伊马替尼等。目前，肺移植被认为是治疗PCH的唯一有效手段。如果不进行治疗性肺/心肺移植，患者将出现病情恶化，并在确诊后几个月或几年内死亡。但有报道双肺移植术后复发PCH。

主要参考文献

1.Galiè N，Humbert M，Vachiery JL，et al.2015 ESC/ERS Guidelines for the diagnosis and treatment of pulmonary hypertension.The Joint Task Force for the Diagnosis and Treatment of Pulmonary Hypertension of the European Society of Cardiology（ESC）and

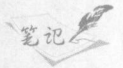
笔记

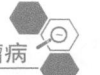

the European Respiratory Society（ERS）.Eur Respir J，2015，46（6）：1855–1856.

2. 熊焰，李晓霞，牟向东，等 . 肺毛细血管瘤病 1 例及文献回顾 . 北京大学学报（医学版），2015，5（47）：865–869.

3. 李雪，金木兰，韦萍，等 . 肺毛细血管瘤病二例临床病理观察及文献复习 . 中华病理学杂志，2012，41（1）：16–19.

4.Frazier AA，Franks TJ，Mohammed TL，et al.From the Archives of the AFIP：pulmonary veno–occlusive disease and pulmonary capillary hemangiomatosis. Radiographics，2007，27（3）：867–882.

5.Lourenço AP，Fontoura D，Henriques–Coelho T，et al.Current pathophysiological concepts and management of pulmonary hypertension.Int J Cardiol，2012，155（3）：350–361.

6.Lee C，Suh RD，Krishnam MS，et al.Recurrent pulmonary capillary hemangiomatosis after bilateral lung transplantation.J Thorac Imaging，2010，25（3）：W89–92.

（姜纯国　崔　瑗）

病例 12　肝性胸腔积液

病历摘要

　　患者男性，56 岁，主诉："胸闷进行性加重 1 个月余"。患者无明显诱因出现胸闷呼吸困难，于当地医院就诊胸片提示右侧胸腔积液，后穿刺抽取积液为淡黄色胸水，检测提示：李凡他试验阴性，细胞分类以单核细胞为主，未发现结核杆菌及肿瘤细胞。患者无明显呼吸道症状，如咳嗽、咳痰、呼吸困难、胸痛。亦无明显发热、盗汗。后于当地医院胸部 CT（图 12-1）提示：右侧胸腔积液，给予青霉素类抗生素治疗一周余，胸水再次增多，且症状无明显好转。为进一步诊治，收入我院。患者自起病来精神可，饮食、睡眠一般，二便如常，体重无减轻。患者为退休人员，既往有乙肝病史，无不良嗜好，否认家族性、遗传性疾病史。

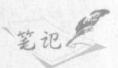

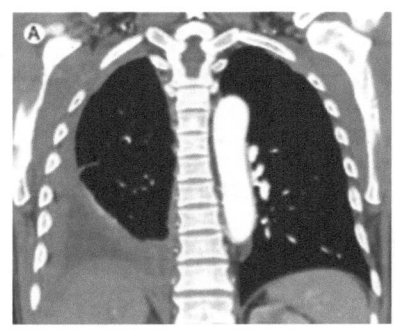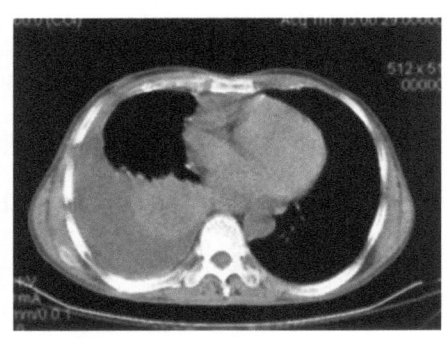

图 12-1　可见右侧胸腔积液

【入院查体】

体温 36.8℃，脉搏 80 次 / 分，呼吸 23 次 / 分，血压 120/80mmHg。口唇无发绀，浅表淋巴结未触及肿大。右侧肺呼吸运动减低，右侧胸壁叩诊呈浊音，右肺呼吸音减弱，触觉语颤减弱，心脏各瓣膜区未闻及明显杂音，腹部较膨隆，肝脏质地偏硬，肋下三指，移动性浊音阴性，双下肢无明显水肿。

【实验室检查】

血常规示白细胞计数为 7.39×10^9/L，中性粒细胞百分比 79%，血红蛋白为 135g/L，血小板计数为 316×10^9/L。尿、便常规正常。血生化：白蛋白 21.4g/L，乙肝抗原抗体检查：表面抗原（HbsAg），E 抗体：（HbeAb），核心抗体（HbcAb）均为阳性。肝功能提示：谷丙转氨酶 60U/L，谷草转氨酶 110U/L，直接胆红素（DBIL）11.0μmol/L，间接胆红素（IDBIL）20.1μmol/L，总胆红素（TBIL）31.1μmol/L。肾功能和血糖正常。凝血功能正常。肿瘤标志物：糖链抗原 CA125 为 209.70U/ml，癌胚抗原、甲胎蛋白、鳞状上皮细胞癌抗原、神经元烯醇化酶和糖链抗原 CA199 均正常。抗核抗体、抗dsDNA 抗体、抗中性粒细胞胞质抗体和自身抗体均阴性。降钙素原为 0.05μg/L，结核感染 T 淋巴细胞斑点试验（T-SPOT.TB）阴性。血、尿 M 蛋白鉴定阴性。患者入院后为进一步明确诊断于 B 超定位下行穿刺抽液治疗。术中可见右侧胸腔内大量淡黄色胸腔积液，共引流约 2100ml，外观，李凡他试验阴性，比重：1.010 ～ 1.012，蛋白定量：0.53g/L，总细胞数：34 ～ 110 个 /μl。胸腔积液细菌培养、真菌培养、抗酸染色、寄生虫染色和找肿瘤细胞均阴性。患者入院后行腹部超声检查提示：肝脏体积增大，质地硬，符合肝硬化弥漫性病变，腹腔少量积液，门静脉增宽（图 12-2）。

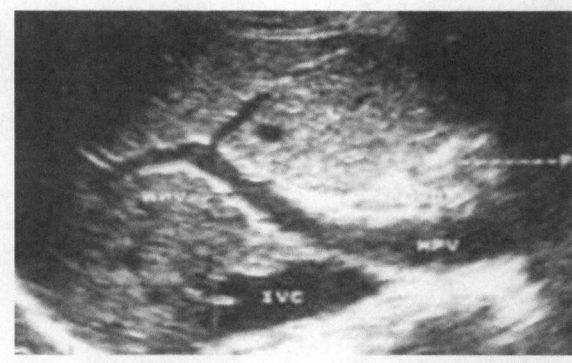

图 12-2　肝硬化门脉增宽

【诊断】

肝性胸腔积液；乙型病毒性肝炎；肝炎后肝硬化。

【治疗过程】

入院后考虑患者腹部超声提示有肝硬化表现，乙肝抗原抗体检测提示为乙肝小三阳，患者血清中白蛋白偏低，胆红素及转氨酶提示肝功能受损，考虑患者肝源性胸腔积液可能性较大，予以请消化科协助，给予对症纠正肝功能，补充蛋白营养支持及利尿治疗后，患者胸腔积液未再出现反复，患者病情好转出院嘱其前往传染病专科医院继续诊治病毒性肝炎。

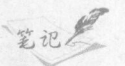
笔记

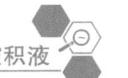
讨论与分析

【病例特点】

1. 中年男性，既往慢性肝病病史。

2. 以进行性加重的胸腔积液为主要表现。

3. 体检示：右下胸壁叩诊浊音，右下肺呼吸音消失，肝脏体积增大。

4. 实验室检查显示血象正常；肝功能明显异常，乙肝抗原抗体检查提示小三阳，其余均正常；免疫系统相关检查均正常。

5. 胸腔积液为漏出液。

6. 腹部超声检查提示肝脏弥漫病变，门静脉增宽。

【诊疗思路】

肝性胸水属于临床少见病，据临床统计不到 10% 的胸腔积液病因来源于肝性胸腔积液，临床上主要需要与其他常见的胸腔积液病因相鉴别。

1. 癌性胸腔积液

癌性胸腔积液是临床上胸腔积液常见病因，多种肿瘤如肺癌、乳腺癌及消化道、妇科肿瘤胸腔转移都可以形成，这种胸腔积液多以渗出液为主，大部分肉眼可见血性成分，胸腔积液病理及肿瘤标志物相关检查多有明确发现或者提示，癌性胸腔积液多提示肿瘤未控制，预后极差。

2. 结核性胸腔积液

中国是世界上结核负担最大的国家之一，特别是肺结核患者经常合并有胸腔积液，结核性胸腔积液需要发现后尽快抽液对症治疗，

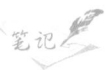

避免留下纤维化导致胸膜粘连进而影响呼吸功能。结核性胸腔积液多为渗出液，胸水的腺苷脱氨酶（ADA）升高，或者胸水中发现结核杆菌可以帮助明确诊断。

3. 肺炎旁胸腔积液

肺炎旁胸腔积液为肺炎的常见并发症，这种类型的胸腔积液必须有合并的肺部感染症状同时出现，肺炎旁胸腔积液的细菌培养可以帮助明确肺部感染的病原学对临床的抗感染治疗有指导意义，而且这种胸腔积液也多为渗出液。

疾病介绍

目前由于肝性胸腔积液病例较少，研究困难，肝性胸水的发病机制目前仍然不是很明确，通常认为其形成机制与以下因素有关：①门静脉系统压力增高，伴有肝脏慢性疾病的患者，如肝硬化，肝纤维化等因肝小叶重构，导致门脉系统回流受阻造成门静脉系统压力升高。②肝病时淋巴系统引流量及淋巴系统引流受阻，dumosrtt报告肝硬化患者胸导管淋巴流量增加压力为正常人的 2.5 ～ 4.5 倍。③膈肌结构的原因，部分合并腹水的患者由于腹腔内压力增高，突破了横膈腱索裂隙进入胸腔，病理解剖也已经证实横膈有结构性薄弱环节，横膈小孔可以造成气体及液体进入胸腔。中小量的肝性胸水可以无明显症状。大量肝性胸水产生症状与其他原因造成的胸腔积液症状类似，无明显特异的呼吸道症状。多数患者在胸透或者体检时发现。目前总结出的肝性胸腔积液的相对临床特点主要有以下几点：①多半无明显呼吸道症状。②右侧多见。③中小量胸水易于控制，如出现大量胸腔积液则比较难完全控制。④多数胸水为漏出液，

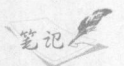

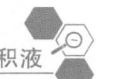

如有腹腔积液，胸腹水性质应该一致。针对肝性胸水的诊断，对于合并有腹腔积液的患者如需明确胸腹水是否为同源，则可以使用放射性示踪的方式，rubinstein 在腹腔内注射同位素 99mtc，为临床诊断肝性胸腔积液提供了可靠有效的方式，肝性胸水治疗目前强调的主要是综合治疗措施，针对肝脏原发疾病治疗，才能较明显地改善症状，如补充蛋白，利尿及限制钠盐的摄入，对于中小量的积液可以很好控制，但是对于难以控制及反复出现胸水的患者可以采用胸腔内局部注射治疗的方式改善胸水反复发生，早期有部分研究认为四环素注射是比较有效的治疗方式，后因为副反应多，患者不耐受，目前临床已很少采用。

总之肝性胸腔积液特别是没有合并大量腹腔积液的单纯以胸腔积液为主要表现的肝性胸腔积液，对于临床诊断和治疗带来了很大困难。这部分患者可能与长期疾病及先天性的生理薄弱环节有关，目前只有详细询问病史，根据病史及检查发现，对有肺部原发疾病难以解释的胸腔积液提高警惕，注意肝源性胸腔积液的可能性。

主要参考文献

1.Bhattacharya A，Mittal BR，Biswas T，et al.Radioisotope scintigraphy in the diagnosis of hepatic hydrothorax.J Gastroenterol Hepatol，2001，16（3）：317-321.

2.Garcia N Jr，Mihas AA.Hepatic hydrothorax：pathophysiology，diagnosis，and management.J Clin Gastroenterol，2004，38（1）：52-58.

3.Sun SS，Kao CH.Unusual bilateral peritoneopleural communication associated with cirrhotic ascites：detected by TC-99m sulphur colloid peritoneoscintigraphy.Kaohsiung J Med Sci，2000，16（10）：539-541.

（牛　牛）

病例 13　甲状腺功能减低导致乳糜胸

　　患者男性，45岁，主诉："发热伴咳嗽、右侧胸痛3天"。患者3天前无明显诱因出现发热，最高体温38.5℃，伴轻度咳嗽，右侧剧烈胸痛，深呼吸时加重。于社区医院查血常规示白细胞和中性粒细胞升高，胸片示右侧肋膈角变钝（图13-1）。初步诊断为"胸腔积液"收入我院。

　　患者自起病来精神、饮食和睡眠可，二便如常，体重无减轻。患者为公司职员，既往体健，无不良嗜好，否认家族性、遗传性疾病史。否认手术外伤史。

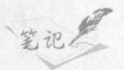

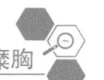

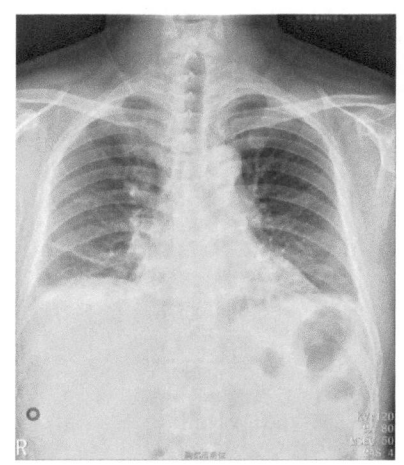

图 13-1　胸片（2013 年 10 月 4 日）：双肺未见
明显实变影像，双侧肋膈角可见

【入院查体】

体温 37.8℃，脉搏 82 次 / 分，呼吸 20 次 / 分，血压 140/70mmHg。
神志清晰，营养中等，颜面无浮肿，口唇无发绀，浅表淋巴结未触
及肿大，甲状腺未触及肿大；双肺呼吸运动对称，右下肺叩诊呈浊音，
右下肺呼吸音减弱，触觉语颤减弱；心率 82 次 / 分，律齐，心脏各
瓣膜未闻及病理性杂音；腹部、神经系统查体未发现异常；双下肢
无明显水肿。

【实验室检查】

血常规示：白细胞计数 16.5×10^9/L，中性粒细胞百分比 91%，
血红蛋白 133g/L，血小板计数 211×10^9/L。C 反应蛋白 240mg/L。
尿、便常规正常。血生化示乳酸脱氢酶 1400U/L，肝、肾功能和血
糖正常。凝血功能正常。肿瘤标志物：糖链抗原、癌胚抗原，甲胎
蛋白、鳞状上皮细胞癌抗原、神经元烯醇化酶和糖链抗原 CA199 均
正常。抗核抗体谱、抗中性粒细胞胞质抗体和自身抗体均阴性。降
钙素原＜ 0.5ng/ml。

心电图及心脏彩超未见异常。腹部彩超未见异常。胸腔 B 超示右侧少量胸腔积液，水深 3.2cm。

入院后初步考虑感染性胸膜炎，给予抗感染 3 天，患者体温恢复正常，胸痛及咳嗽症状明显缓解，但完善胸部 CT 示右下肺大片实变影伴双侧胸腔积液（图 13-2）。鉴于抗感染症状好转但影像学恶化，完善术前检查后分别行纤维支气管镜检查和右侧胸腔穿刺术。支气管镜显示各气道通畅，气管镜细胞刷片、细菌、结核、真菌涂片及培养均回报为阴性。胸腔穿刺共抽出 50ml 乳白色液体，胸腔积液常规：pH 7.45，李凡他试验阳性，细胞总数 320×10^6/L，淋巴细胞 90%，多核细胞 10%。胸腔积液生化：总蛋白（TP）为 52g/L，氯（Cl）为 102mmol/L，葡萄糖（Glu）为 0.31mmol/L，乳酸脱氢酶（LDH）为 14300U/L，腺苷脱氢酶（ADA）为 116U/L，甘油三酯（TG）为 5.6mmol/L。胸水乳糜试验阳性。胸腔积液细菌培养、真菌培养、抗酸染色、寄生虫染色和找肿瘤细胞均阴性。

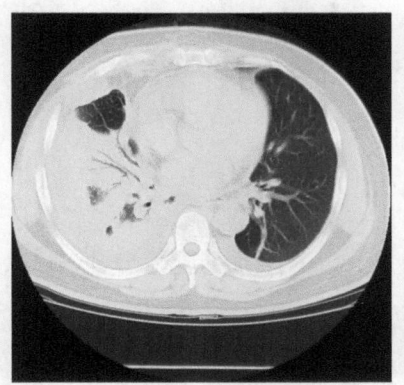 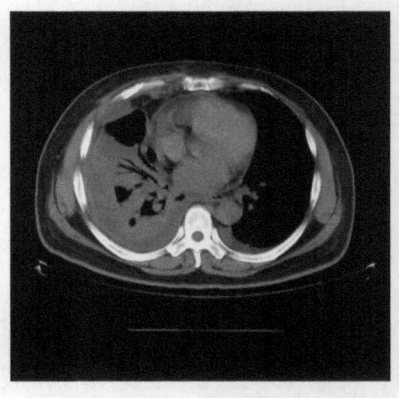

图 13-2 胸部 CT（2013 年 10 月 8 日）：示右肺可见
大片肺实变，同时伴随少量胸腔积液

为进一步明确乳糜胸病因，患者进行了全身淋巴管核素扫描未见异常。因胸腔积液 ADA 明显升高，患者于北京胸科医院进行了 24 小时痰集菌找抗酸杆菌阴性，结核菌素试验（PPD）阴性，结核感染 T 淋巴细胞斑点试验（T–SPOT.TB）阴性。

抗感染 10 天后复查胸 CT 胸水及肺部实变较前无好转。随后患者于北京协和医院就诊，完善甲状腺功能检查示促甲状腺激素（TSH）88mIU/L（正常 0.49 ~ 4.67mIU/L），游离 T3 0.2pg/ml（正常 1.45 ~ 3.48pg/ml），游离 T4 0.18ng/dl（正常 0.71 ~ 1.85ng/dl），抗甲状腺球蛋白抗体阳性，考虑乳糜胸不除外与甲状腺功能减退有关，停用抗感染治疗，给予左甲状腺素片治疗 2 个月后复查甲状腺功能恢复正常，复查胸 CT 提示肺部病变及双侧胸腔积液吸收（图 13-3）。

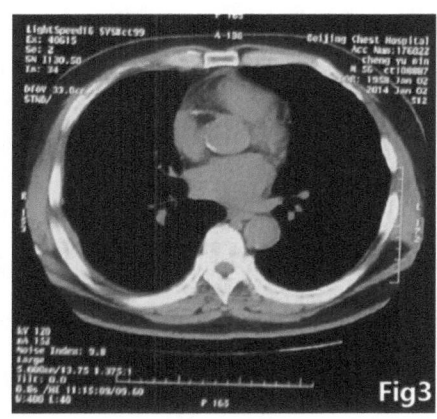

图 13-3　胸部 CT（2014 年 1 月 8 日）：右肺胸腔积液及右肺实变均明显消散（翻拍图片，治疗欠佳）

【诊断】

甲状腺功能减退引起乳糜胸。

【治疗过程】

入院后初步考虑感染性胸膜炎，给予莫西沙星抗感染 3 天，患者体温恢复正常，胸痛及咳嗽症状明显缓解。但完善胸部 CT 发现右下肺大片实变影伴双侧胸腔积液（图 13-2）。鉴于抗感染症状好转但影像学恶化，完善相关检测，考虑乳糜胸不除外与甲状腺功能减退有关，停用抗感染治疗，给予左甲状腺素片治疗，予左甲状腺

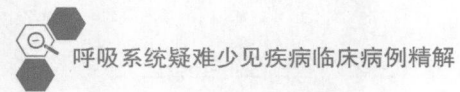
素片 100 μg 每天口服，逐渐加量至每天 200 μg 替代治疗 2 个月后复查甲状腺功能恢复正常，复查胸 CT 提示肺部病变及双侧胸腔积液吸收。在后期随访过程中，患者监测甲状腺功能及肺部影像正常，未再出现病情反复。

讨论与分析

【病例特点】

1. 中年男性，既往体健。

2. 以肺实变和胸腔积液为主要表现。

3. 体检示：右下肺叩诊呈浊音，右下肺呼吸音减弱，触觉语颤减弱；余阴性。

4. 实验室检查血象示白细胞和中性粒细胞升高，CRP 和 LDH 明显升高；TSH 明显升高，游离 T3 和游离 T4 明显减低，抗甲状腺球蛋白抗体阳性；肝、肾功能和凝血功能正常；免疫系统相关检查均正常；肿瘤标志物均正常；PPD 试验和 T-SPOT.TB 阴性。

5. 胸腔积液为乳糜胸，胸水 ADA 和 LDH 明显升高。

6. 全身淋巴管核素扫描未见异常。

7. 胸部 CT 示右下肺大片实变影伴双侧胸腔积液。

【诊疗思路】

1. 胸腔积液的鉴别诊断

本例患者主要表现为胸腔积液，需要首先鉴别胸腔积液的性质。胸腔积液大体可分为渗出性胸腔积液和漏出性胸腔积液。

（1）渗出性胸腔积液的病因按病理生理改变主要可分为：①胸膜毛细血管壁通透性增加：肺炎旁胸腔积液、结核性胸膜炎、恶性

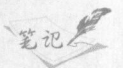 笔记

肿瘤胸膜转移、间皮瘤、结缔组织病等；②壁层胸膜淋巴管引流障碍：恶性肿瘤淋巴管阻塞、发育性淋巴管引流异常等；③损伤所致：胸导管破裂、食管破裂、主动脉破裂等。

（2）漏出性胸腔积液的病因包括：①胸膜毛细血管内静水压升高：充血性心力衰竭、缩窄性心包炎、上腔静脉或奇静脉受阻等；②胸膜毛细血管内胶体渗透压降低：低蛋白血症、肝硬化、肾病综合征、急性肾小球肾炎、黏液性水肿等。本例患者胸腔积液，通过 Light 标准进行判断，胸腔积液蛋白 / 血清蛋白＞ 0.5，胸腔积液 / 血清＞ 0.6，为渗出性胸腔积液，甘油三酯＞ 1.24mmol/L，胆固醇正常，苏丹Ⅲ染色阳性，符合乳糜胸的诊断，因此排除漏出液的各项病因。

2. 乳糜胸的鉴别诊断

本例患者胸腔积液外观为乳状混浊，胸腔积液 TG5.6mmol/L，符合乳糜胸诊断标准。乳糜胸分为真性乳糜胸和假性乳糜胸，所谓真性乳糜胸是指乳糜液溢入胸膜腔，而假性乳糜胸是因为胸腔积液中含有大量胆固醇，使其混浊呈乳状。前者起病较急，胸腔积液中胆固醇含量低，甘油三酯含量高，由于乳糜对胸膜刺激很小，胸痛少见，无胸膜增厚；后者病史多较长，积液中含有大量胆固醇，甘油三酯含量低，多有胸痛、发热，白细胞增多，胸腔积液涂片和培养可找到致病菌，胸部 X 线片可见胸膜增厚明显，有钙化。从病因角度可将真性乳糜胸分为创伤性及非创伤性，创伤性乳糜胸常发生于胸腔手术后和颈、胸部外伤累及胸导管；非创伤性乳糜胸最常见病因是肿瘤，其中淋巴瘤占肿瘤病因的 75%，另外胸导管先天性发育不良和闭锁可导致乳糜胸。假性乳糜胸病因主要有结核、类风湿关节炎、心衰和肾病综合征等。本例患者无创伤及手术史，无恶性消耗症状，胸水及气管镜检查均未发现肿瘤细胞，不支持真性乳糜

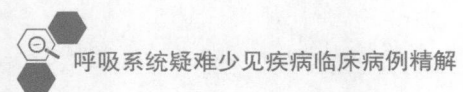

胸。本例患者既往史无特殊，无结核中毒症状，痰检阴性，PPD试验和T-SPOT.TB均阴性，免疫相关检测阴性，本例患者病史及辅助检查不支持引起假性乳糜胸常见病因的诊断。但本例患者化验检查提示甲状腺功能减退诊断明确，给予甲状腺素替代治疗大约两月后复查胸腔积液明显吸收，提示乳糜胸和甲状腺功能减退存在相关。甲状腺功能减退引起乳糜胸在临床虽然罕见，但间断有类似病例报道，因病例较少，甲状腺功能减退引起乳糜胸的机制目前尚不明确，甲状腺肿可引起乳糜胸，但此患者胸CT提示未见甲状腺肿大，具体机制尚不清楚。

3. 乳糜胸伴胸水ADA升高的鉴别

本例患者胸腔积液符合乳糜胸诊断，胸水生化提示ADA明显升高，>45U/L，胸水ADA因其较高的敏感性和特异性，对于诊断结核性胸腔积液具有较高的临床价值。本例患者无结核接触史，无结核中毒症状，多次完善结核相关检查，未发现明确支持结核的阳性指标，并且此患者未经过抗结核治疗，胸水完全吸收，亦不支持结核性胸膜炎。此患者抗甲状腺球蛋白抗体阳性，符合自身免疫性甲状腺炎，T细胞在自身免疫性甲状腺炎中起重要作用，而ADA主要与T细胞活性相关，此病例胸水细胞检测提示淋巴细胞为主，所以推测此患者胸水ADA升高可能和自身免疫有关。很多研究表明，胸水ADA升高亦可出现在其他非结核疾病，如淋巴瘤、支气管来源肿瘤、脓胸及肺吸虫性胸腔积液等，这些疾病引起胸腔积液可以淋巴细胞为主，亦可中性粒细胞或单核细胞为主，目前认为结核性胸腔积液ADA升高主要以ADA2升高为主，且以淋巴细胞为主，而其他原因胸腔积液ADA升高以ADA1为主，所以对于诊断结核性胸腔积液依据不足而胸水ADA增高的病例，同时检测ADA同工酶

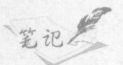

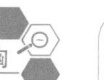

有助于与结核的鉴别。

4. 乳糜胸伴 LDH 升高的鉴别

本例患者胸腔积液符合乳糜胸诊断，本例患者另一个显著特点为血清及胸水 LDH 显著升高。胸水 LDH 明显升高常见于恶性肿瘤及胸水合并感染，但对于此患者，无恶性肿瘤病史，气管镜及胸水病理均未见恶性细胞，肿瘤标志物正常，甲状腺素治疗后胸水吸收，亦不支持恶性积液。该患者同时存在发热、炎性指标明显升高，然而在充分抗感染治疗后患者体温正常，但影像学检测提示胸水及肺部实变却加重，治疗经过不支持肺炎、肺炎旁胸水诊断。有研究发现，血清 LDH 在甲状腺减退患者中常明显升高，而在甲状腺功能亢进患者中降低。血清 LDH 升高可见于 37% 的甲状腺功能减退患者，并且血清 LDH 升高程度与甲状腺功能减退的临床严重程度呈现正相关。此患者血清 LDH 明显升高，和上述研究相符，具体机制有待于进一步研究。

疾病介绍

甲状腺功能减退是一种常见且容易治疗的内分泌疾病，然而在成年人尤其老年人中，甲状腺功能减退多起病隐匿，临床症状不特异，如全身不适、乏力、精神不佳、食欲不振亦可出现在其他疾病甚至正常人群中，所以，对于甲状腺功能减退的诊断比较困难，诊断延误有的可达数月甚至数年。对于甲状腺功能减退的诊断有提示意义的常见临床表现有怕冷、心动过缓、厌食、便秘，并可出现黏液性浮肿、累及心脏出现心衰等临床表现，但单纯累及胸膜引起胸腔积液病例非常少见，甲状腺功能减退引起乳糜胸更为罕见。

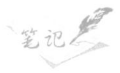

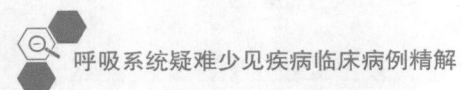

由于甲状腺功能减退引起胸腔积液的病例较少，目前对于此类患者发生胸腔积液的发病机制研究较少，推测甲状腺功能减退引起胸腔积液的可能为甲状腺素减少，通过某些机制导致毛细血管通透性增加有关，甲状腺功能减退引起乳糜胸的机制亦缺乏足够的研究支持，目前推测可能机制有甲状腺素对于脂质代谢起着重要作用，甲状腺素缺乏对于脂质代谢异常，导致乳糜胸的形成，另有研究认为甲状腺激素可能在淋巴系统和肺部的肾上腺素能受体起调控作用，从而调节淋巴液流量和肺液清除，对于乳糜胸的形成及清除起到重要重要作用，甲状腺功能减退导致对乳糜胸的形成调控作用减弱，从而导致乳糜胸的形成。

甲状腺功能减退引起胸腔积液临床症状没有特异性，但较其他病因引起胸腔积液对比，胸闷、喘憋等胸水压迫症状可能显得并不突出，临床症状与胸腔积液的量可能存在不对等，胸腔积液的量很大，但患者喘憋症状可能并不突出，部分患者甚至并无明显不适表现。故在中 – 大量胸腔积液时，患者若无明显呼吸困难，要想到甲减的可能。此外，甲减的严重度与胸腔积液的量亦无明确相关性，甲减比较严重，但胸腔积液的量不一定很多，换言之，甲减可能轻微，但亦可能表现大量胸腔积液。甲减引起的胸腔积液可单侧，亦可表现为双侧，胸腔积液生化检测可为漏出液，亦可介于漏出液及渗出液之间，依据 Light 标准，可能仅胸水 / 血清总蛋白或仅胸水乳酸脱氢酶 / 血清乳酸脱氢酶达到渗出液诊断标准，但我们提供的病例提示甲减亦可表现为渗出液。部分研究显示约 37% 甲减合并胸水的患者，可表现血清乳酸脱氢酶显著增高，此病例显示胸水乳酸脱氢酶及血清乳酸脱氢酶均明显增高，但以胸水乳酸脱氢酶增高更为显著，推测血清乳酸脱氢酶增高可能为胸水乳酸脱氢酶渗透进血有关，但甲减引起胸水腺苷脱氨酶增高既往尚没有病例报道，需

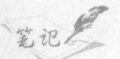

要以后更多的证据支持。此外，不同于其他病因引起的胸腔积液，甲减引起胸腔积液表现为渗出液时，常显示蛋白水平高，但胸水细胞却较少，即蛋白－细胞分离现象，遇到此类现象，应注意警惕甲减可能。

需要强调的是，根据对甲减合并胸水的患者临床资料的统计，绝大多数胸水与甲减并无直接相关，而是可以找到其他引起胸腔积液的明确病因，如肺炎、心衰、恶性肿瘤、结核等，仅仅少部分患者通过临床排查确实找不到其他引起胸腔积液的明确病因，且单纯甲状腺素替代治疗，胸水消退，方可认为胸腔积液与甲减直接相关。我们此例患者通过临床检查除外其他引起胸腔积液的原因，且抗感染治疗后影像学明显加重，在停用抗感染药的情况下，只应用甲状腺素替代治疗约两月左右复查胸部 CT，病灶完全吸收。因此，对于胸腔积液待查来诊的患者，临床医师通常在肿瘤、结核及心肾疾病方面考虑较多，而很少考虑内分泌疾病的可能，通过此病例，对于胸腔积液患者要常规进行甲状腺功能的筛查，但即使对于明确甲减合并胸腔积液，首先仍应积极排查其他病因引起胸水的可能，防止漏诊误诊的可能。

<h2 style="text-align:center">主要参考文献</h2>

1.Koo KSh，Barnard R，Kagawa FT，et al.Chylous effusion presenting in a 37-year-old woman with severe hypothyroidism：a case report.J Med Case Rep，2010，4：336.

2.Kato F，Hirasawa Y，Iioka Y，et al.A case of primary effusion lymphoma with elevation of ADA activity in pleural effusion.Nihon Kokyuki Gakkai Zasshi，2011，49（10）：786-791.

3.Song J，Hong G，Song JU，et al.A case of pleural paragonimiasis confused with tuberculous pleurisy.Tuberc Respir Dis（Seoul），2014，76（4）：175-178.

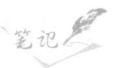

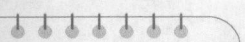 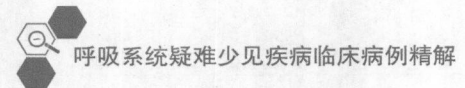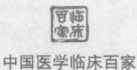

4.Gupta BK，Bharat V，Bandyopadhyay D.Role of adenosine deaminase estimation in differentiation of tuberculous and non-tuberculous exudative pleural effusions.J Clin Med Res，2010，2（2）：79-84.

5.Lee YC，Rogers JT，Rodriguez RM，et al.Adenosine deaminase levels in nontuberculous lymphocytic pleural effusions.Chest，2001，120（2）：356-361.

6.Ogata Y，Aoe K，Hiraki A，et al.Is adenosine deaminase in pleural fluid a useful marker for differentiating tuberculosis from lung cancer or mesothelioma in Japan，a country with intermediate incidence of tuberculosis？ Acta Med Okayama，2011，65（4）：259-263.

7.Jiménez Castro D1，Díaz Nuevo G，Pérez-Rodríguez E，et al.Diagnostic value of adenosine deaminase in nontuberculous lymphocytic pleural effusions.Eur Respir J，2003，21（2）：220-224.

8.Inase N，Tominaga S，Yasui M，et al.Adenosine deaminase 2 in the diagnosis of tuberculous pleuritis.Kekkaku，2005，80（12）：731-734.

（薛　兵）

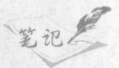

病例 14　消失骨病

病历摘要

患者男性，23 岁，主诉："发现双侧大量胸腔积液 1 个月余"。患者因拟行腹股沟疝手术，术前检查发现双侧大量胸腔积液，于当地医院先后行两侧胸腔闭式引流，引流液为"血性乳状"，胸水检测示：李凡他试验阳性，细胞分类以单核细胞为主，集菌法查抗酸菌为阴性，脱落细胞检查未发现肿瘤细胞，胸腔积液血管紧张素转换酶（ACE）正常。患者无咳嗽、咳痰、呼吸困难、胸痛，无发热、盗汗。胸部 CT 提示：双侧胸腔积液，心包积液，腹腔积液，脾内多发低密度结节，双侧多发肋骨及胸椎骨质破坏，腹膜后结节（图 14-1）。给予静脉应用头孢类抗生素治疗 10 余日，无明显好转。为进一步诊治，收入我院。患者自起病来精神可，饮食、睡眠一般，

二便如常，体重无减轻。患者为公司职员，既往体健，无不良嗜好，否认家族性、遗传性疾病史。

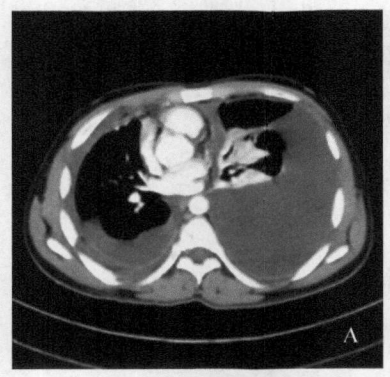
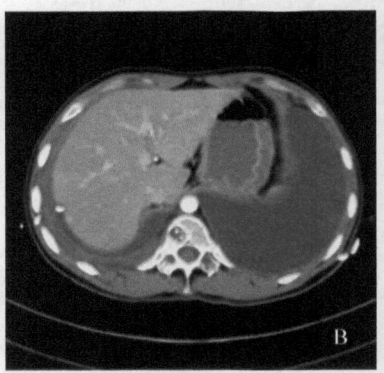
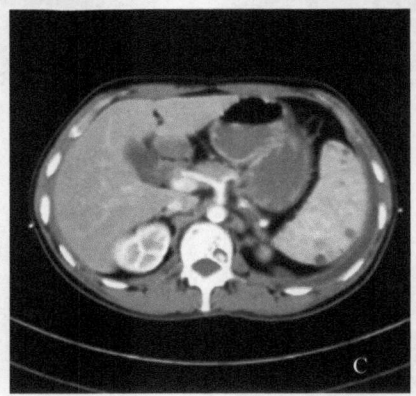

图 14-1　胸部 CT：A. 双侧大量胸腔积液；B. 胸椎骨质破坏；
C. 胸椎骨质破坏，脾内多发低密度结节

【入院查体】

体温 36.5℃，脉搏 78 次 / 分，呼吸 20 次 / 分，血压 120/90mmHg。口唇无发绀，浅表淋巴结未触及肿大；胸部可见双侧留置胸腔引流管。双肺呼吸运动对称，双下胸壁叩诊呈浊音，双下肺呼吸音减弱，触觉语颤减弱；心、腹未见明显异常；双侧腹股沟可触及突出的肿块，平卧可消失；双下肢无明显水肿。

【实验室检查】

血常规示：白细胞计数 5.09×10^9/L，中性粒细胞百分比 74%，

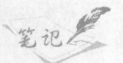

血红蛋白 142g/L，血小板计数 346×10⁹/L。白细胞手工计数：中性杆状核粒细胞百分比 1%，中性分叶核粒细胞百分比 75%，嗜酸粒细胞百分比 6%，嗜碱粒细胞百分比 1%，淋巴细胞百分比 5%，单核细胞百分比 10%，异形淋巴细胞百分比 2%。尿、便常规正常。血生化：白蛋白 23.4g/L，肝、肾功能和血糖正常。凝血功能正常。肿瘤标志物：糖链抗原 CA125 为 209.70U/ml，癌胚抗原、甲胎蛋白、鳞状上皮细胞癌抗原、神经元烯醇化酶和糖链抗原 CA199 均正常。抗核抗体、抗 dsDNA 抗体、抗中性粒细胞胞质抗体（ANCA）和自身抗体均阴性。降钙素原为 0.05μg/L，结核感染 T 淋巴细胞斑点试验阴性。血、尿 M 蛋白鉴定阴性。骨髓细胞学涂片：粒系细胞占 52.5%，红系细胞占 35%，巨核易见。

完善术前检查后行内科胸腔镜检查。术中可见左侧胸腔内大量褐色乳状积液，共引流约 3100ml，胸膜壁层、膈胸膜见大量白色斑片样病灶，其间见溃疡样改变，并血性物覆盖，脏层胸膜充血（图 14-2）。胸腔积液常规：外观为混浊，李凡他试验阳性，细胞总数 102 195 个 /μl，白细胞为 2 195/μl，单核细胞为 36%；胸腔积液生化：总蛋白为 43.2g/L，氯为 102.8mmol/L，葡萄糖为 5.24mmol/L，乳酸脱氢酶为 178U/L，腺苷脱氢酶为 13U/L，甘油三酯为 17.16mmol/L。苏丹Ⅲ染色阳性。胸腔积液细菌培养、真菌培养、抗酸染色、寄生虫染色和找肿瘤细胞均阴性。胸膜活检病理示（图 14-3）：间皮细胞增生，可见纤维素样坏死物，并见淋巴细胞、浆细胞及中性粒细胞浸润，考虑脓胸可能；抗酸染色阴性；胸膜活检标本加做免疫组化染色未见浆细胞骨髓瘤浸润。

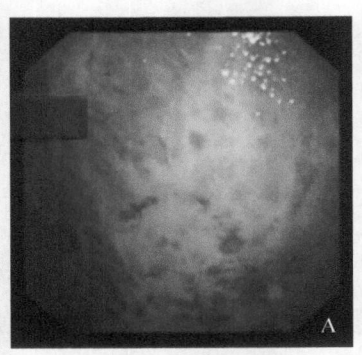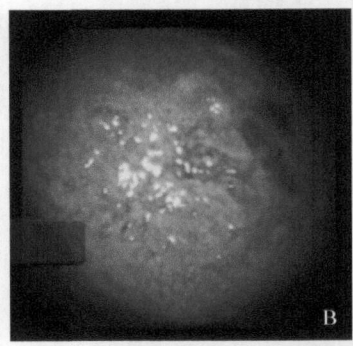

图 14-2　内科胸腔镜：A. 壁层胸膜可见大量白色斑片样病灶；B. 隔层胸膜可见大量白色斑片样病灶，其间可见溃疡样改变，并血性物覆着

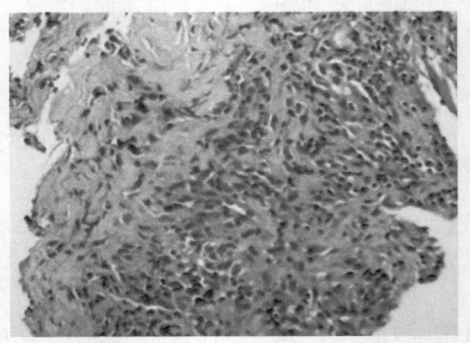

图 14-3　胸膜活检：间皮细胞增生，可见纤维素样坏死物，并见淋巴细胞、浆细胞及中性粒细胞浸润（HE×400）

上腹部增强 CT：胸腰椎体及第 10 胸椎右侧横突可见多发低密度影；脾内多发囊性病变；胰腺萎缩；腹腔内多发囊性包裹性影。下腹部增强 CT：椎体及骨盆诸骨多发囊性低密度区，边界清楚；盆腔大量积液（图 14-4）。全身骨显像：静脉注入 99mTc-MDP 显像剂后，第 8、第 9 和第 12 胸椎，第 5 腰椎骨呈显像剂稀疏区，考虑骨质病变。

为明确是否存在胸导管漏，患者于北京世纪坛医院行全身淋巴显像提示：盆腹腔、双侧胸腔乳糜漏出，双侧精囊乳糜反流。进一步于局部麻醉下行直接淋巴管造影术，术中见左下肢、左髂、左腰干顺序显影，造影剂在腹膜后左侧盆腔形成囊样扩张，造影剂上行至第 3 腰椎水平，以上未显影，考虑患者胸导管出口狭窄。

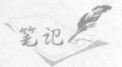
笔记

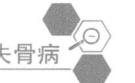

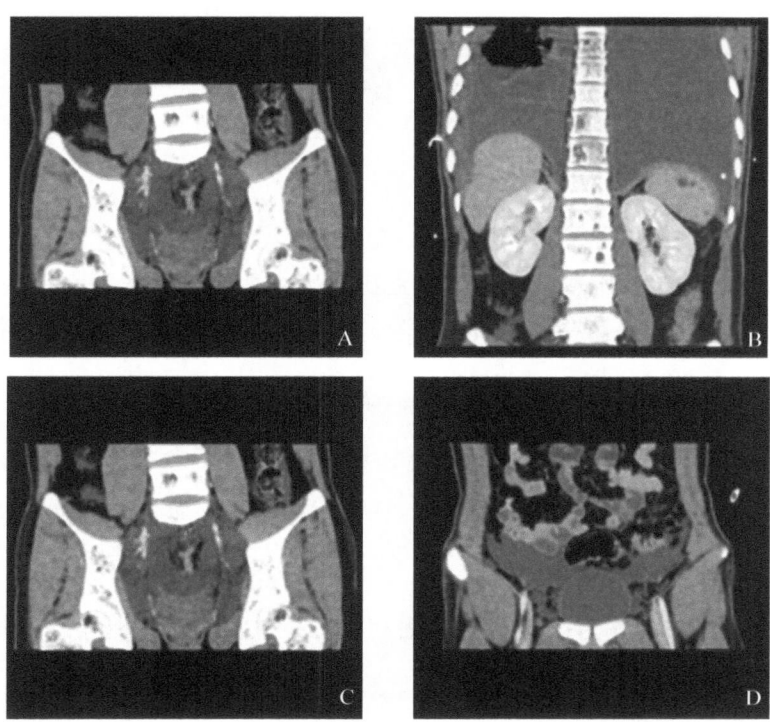

图 14-4　腹部增强 CT：A. 双侧胸腔积液，脾内多发低密度结节；
B. 胸椎、腰椎多发骨质破坏；C. 腰椎骨质破坏；D. 盆腔积液

【诊断】

Gorham-Stout 综合征（消失骨病）；多发骨质受累（双侧肋骨、第 8、第 9 和第 12 胸椎，第 5 腰椎骨骨质受累）；多浆膜腔积液；乳糜胸；盆、腹腔积液；脾脏多发囊样改变；胰腺萎缩。

【治疗过程】

入院后因患者出现发热，最高体温为 39.0℃，无畏寒、寒战，考虑由于长期留置胸腔引流管继发感染所致，给予头孢米诺＋阿奇霉素抗感染治疗，2 天后体温降至正常；充分引流胸腔积液减轻压迫症状；并行胸导管纤维素性粘连松解＋左锁骨上乳糜囊肿结扎切除术，手术过程顺利，术后出院。在后期随访过程中，本例患者双侧胸腔积液无明显改善，仍需间断引流胸腔积液。

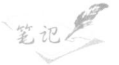

讨论与分析

【病例特点】

1. 青年男性，既往体健。

2. 以多浆膜腔积液和多发骨质破坏为主要表现。

3. 体检示：双下胸壁叩诊浊音，双下肺呼吸音低，双侧腹股沟可触及突出的肿块，平卧可消失；余阴性。

4. 实验室检查显示血象正常；肝、肾功能和凝血功能正常；肿瘤标志物除 CA125 明显升高外，其余均正常；免疫系统相关检查均正常。

5. 血、尿 M 蛋白鉴定、白细胞手工计数和骨髓细胞学涂片均未发现异常。

6. 胸腔积液为真性乳糜胸。

7. 全身淋巴显像可见双侧胸腔及盆腹腔乳糜液漏出，淋巴管造影提示胸导管出口狭窄。

【诊疗思路】

1. 胸腔积液的鉴别诊断

本例患者存在大量胸腔积液，需要首先鉴别胸腔积液的性质。胸腔积液大体可分为渗出性胸腔积液和漏出性胸腔积液。

（1）渗出性胸腔积液的病因按病理生理改变主要可分为：①胸膜毛细血管壁通透性增加：肺炎旁胸腔积液、结核性胸膜炎、恶性肿瘤胸膜转移、间皮瘤、结缔组织病等；②壁层胸膜淋巴管引流障碍：恶性肿瘤淋巴管阻塞、发育性淋巴管引流异常等；③损伤所致：胸导管破裂、食管破裂、主动脉破裂等。

（2）漏出性胸腔积液的病因包括：①胸膜毛细血管内静水压升

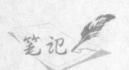

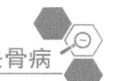

高：充血性心力衰竭、缩窄性心包炎、上腔静脉或奇静脉受阻等；
②胸膜毛细血管内胶体渗透压降低：低蛋白血症、肝硬化、肾病综
合征、急性肾小球肾炎、黏液性水肿等。本例患者大量胸腔积液，
通过 Light 标准进行判断，胸腔积液蛋白 / 血清蛋白＞ 0.5，胸腔积
液 LDH/ 血清 LDH ＞ 0.6，为渗出性胸腔积液，甘油三酯＞ 1.21mmol/L，
胆固醇正常，苏丹Ⅲ染色阳性，符合乳糜胸的诊断，因此排除漏出
液的各项病因。

2. 多浆膜腔积液的鉴别诊断

该患者不仅存在胸腔积液，同时存在盆腹腔积液（未做检测），
应注意鉴别恶性肿瘤、结核、结缔组织病、肝硬化、肾病综合征及
心衰等，患者胸腔积液不符合漏出液，本例患者无肝硬化、肾病及
心脏病病史，入院后实验室检查提示肝肾功能及心功能等正常，因
此不考虑肝硬化、肾病综合征及心衰所致多浆膜腔积液，因此主要
鉴别为：

（1）结核感染：本例患者为青年男性，胸腔积液为渗出性，
以单核细胞升高为主，同时伴有腹腔积液及盆腔积液，因此应首先
除外结核感染，患者病程中无低热、盗汗等结核中毒症状，PPD 和
T-SPOT.TB 阴性，胸腔积液 ADA 无明显升高、抗酸染色阴性，所
以暂不考虑结核性胸膜炎。

（2）恶性肿瘤：本例患者虽为青年男性，但胸腔积液呈血性，
增长速度快，经积极引流但无明显好转趋势，并伴有骨质破坏，需
警惕恶性肿瘤多发转移的可能。但患者病程中无胸痛、体重下降，
肿瘤标志物除 CA125 外均正常，胸腔积液找肿瘤细胞和胸膜活检
均未发现恶性胸腔积液证据，影像学检查亦不支持，故可排除恶性
肿瘤。

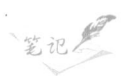

（3）结缔组织病：年轻男性出现多浆膜腔积液也应注意除外弥漫性结缔组织病可能，该病患者多有全身症状，如发热、疲乏、体重下降、食欲减退等。多累及多个系统，如皮肤、黏膜、关节、肌肉、肾脏、神经系统等。肺脏也是此类疾病常见的靶器官，以系统性红斑狼疮、类风湿性关节炎最易累及胸膜。本例患者无皮肤、黏膜损害及关节肿痛，自身免疫相关检查阴性，基于上述检查结果，故暂时不考虑结缔组织病。

3. 乳糜胸的鉴别诊断

本例患者胸腔积液外观为乳状混浊，胸腔积液 TG 明显升高，符合乳糜胸诊断标准。乳糜胸分为真性乳糜胸和假性乳糜胸，所谓真性乳糜胸是指乳糜液溢入胸膜腔，而假性乳糜胸是因为胸腔积液中含有大量胆固醇，使其混浊呈乳状。前者起病较急，胸腔积液中胆固醇含量低，甘油三酯含量高，由于乳糜对胸膜刺激很小，胸痛少见，无胸膜增厚；后者病史多较长，积液中含有大量胆固醇，甘油三酯含量低，多有胸痛、发热，白细胞增多，胸腔积液涂片和培养可找到致病菌，X 线胸片可见胸膜增厚明显，有钙化。从病因角度可将真性乳糜胸分为创伤性及非创伤性，创伤性乳糜胸常发生于胸腔手术后和颈、胸部外伤累及胸导管；非创伤性乳糜胸最常见病因是肿瘤，其中淋巴瘤占肿瘤病因的 75%，另外胸导管先天性发育不良和闭锁可导致乳糜胸。假性乳糜胸病因主要有结核、类风湿关节炎、心衰和肾病综合征等。本例患者病史及辅助检查不支持引起假性乳糜胸常见病因的诊断。本例患者胸腔积液的甘油三酯明显升高，苏丹Ⅲ染色阳性，考虑为真性乳糜胸，但患者否认外伤史，故不考虑创伤因素引起的真性乳糜胸可能。

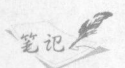

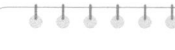

4. 多骨质破坏并乳糜胸的鉴别

本例患者的影像学特点为单纯性溶骨性病变，周围无骨质硬化及骨膜反应。临床常见的单纯溶骨性疾病：①骨组织化脓性感染：此病好发于儿童及青少年，局部可出现炎症反应，并反复发作，X线检查可见长骨干骺端类圆形密度减低区，与正常骨质明显分界；②原发性骨肿瘤或转移性骨肿瘤：此病主要症状为疼痛、局部肿胀、活动受限，X线检查可见溶骨性破坏，常伴有病理性骨折，晚期临床可出现不同程度的恶病质；③骨骼先天发育异常：又称进行性骨发育不全，多为长骨骨骼膨胀性改变，常不侵犯骨骺，双侧性、对称性、全身性病变多见；④代谢性骨病：常见的分类有骨质疏松症、佝偻 - 软骨病和原发性甲状旁腺功能亢进症。其中原发性甲状旁腺功能亢进症骨质硬化明显，伴关节周围软组织硬化，多表现为纤维囊性骨炎或棕色瘤，影像学病变特点，呈虫蚀样，血、尿钙磷多异常，本例患者无上述疾病的危险因素，血清钙和磷均正常；⑤创伤：创伤后骨萎缩明显，但骨皮质连续完整；以上疾病本例患者的临床及影像学不支持。

本例患者除存在多发骨质破坏，同时合并真性乳糜胸，还应进一步除外血液系统疾病：①淋巴瘤：此病可累及肺门及纵隔，半数有肺部浸润或胸腔积液，如形成包块，压迫胸导管，可出现乳糜胸，但本例患者外院胸部 CT 未见明显肿大淋巴结，骨髓细胞学涂片未见异常；②多发性骨髓瘤：此病可出现腰骶部、胸背部及肋骨的溶骨性破坏，但 40 岁以下者罕见，本例患者血、尿M蛋白鉴定阴性，骨髓细胞学涂片未见浆细胞异常增生，同时胸膜活检标本加做免疫组化染色未见浆细胞骨髓瘤浸润。故基本可以排除淋巴瘤和多发性骨髓瘤的可能。目前本例患者的辅助检查结果不支持感染、结核、肿瘤及结缔组织疾病所致的胸腔积液，

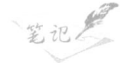

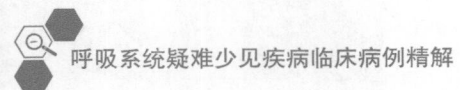

考虑真性乳糜胸；同时合并全身多发骨质破坏，血液系统检查基本正常，排除了常见的溶骨性疾病。因此，本例患者的疾病考虑为一种罕见病，即 Gorham-Stout 综合征（GSS），该病为非瘤样进行性骨消失，钙磷代谢及调钙激素基本正常，结合乳糜胸，支持 GSS 诊断，其影像学分为 4 期：①骨内早期：多发斑点状髓内及皮下透亮区，类似于骨质疏松；②进展期：病灶扩大，相互融合，病灶周围出现新的透亮区；③骨外期：皮质侵袭，累及临近软组织，可跨越关节，累及临近骨；④晚期：骨质吸收，纤维组织替代，骨端变细，骨骼变形。骨骼病理早期表现为骨组织被增生的毛细血管或毛细淋巴管取代，晚期则被纤维组织完全替代。本例患者骨骼破坏属于进展期，除存在胸腔积液外，影像学检查还提示心包、腹腔和盆腔积液，考虑 GSS 累及上述部位，出现局部毛细淋巴管增生，乳糜性积液渗出到上述浆膜腔内。

疾病介绍

　　Gorham-Stout 综合征（GSS）又名"幽灵骨病""消失骨病""大块骨溶解症"，是一种病因不明的以毛细血管或毛细淋巴管骨内增殖为主要表现的罕见的骨破坏疾病，导致骨组织逐渐溶解、吸收被血管瘤组织取代，其周围肌肉、结缔组织及脏器也可受累，破骨细胞活跃可能也参与了疾病的发生发展。该病多发生在 40 岁以下的人群，无性别倾向和家族遗传倾向，发病机制不清。

　　GSS 的临床表现主要取决于累及骨骼的部位，进行性特发性的骨溶解围绕一个中心可涉及单块或多块骨，不受关节限制，可涉及各个部位骨组织，该病可自发进入静止期，但破坏的骨不会再生，在以往的 GSS 病例报道中，骨溶解的部位有下颌骨（15%）、

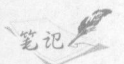

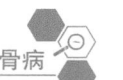

肋骨（12%）、肩胛骨（10%）、肱骨（8%）、骨盆（10%）和股骨（11%），其中累及肋骨、肩胛骨和胸椎的病例中，17% 合并有乳糜胸。GSS 形成乳糜胸主要考虑以下原因：①扩张的淋巴管直接蔓延至胸腔内；②直接损伤胸导管。此类患者可出现低蛋白血症、营养不良和淋巴细胞减少症，如不及时给予外科干预，病死率约 64%。

GSS 是一种罕见病，因此诊断非常困难，该病仍在研究中。目前最新的研究中提出，IL-6 和 VEGF-A 可以作为 GSS 早期诊断的标志物，同时提出 GSS 的发生与免疫系统激活细胞相关，并提出了几种蛋白有望成为新的诊断工具或者治疗靶点，例如破骨细胞激活核受体 PPARγ、PGCI-β、PPARδ/β，雌激素受体 ERRα、ERRβ、ERRγ，肝 X 受体及维甲酸受体等。当然这些都有待学者们进一步的研究证实。

GSS 尚无特效疗法，目前主要的治疗方法有二磷酸盐、干扰素α-2b、外科手术及放疗等方法。而国外已有病例报道西罗莫司对 GSS 有效，但缺少更多的病例进一步支持。未来研究可能与血小板衍生生长因子有关，有人建议用 PDGF 受体抑制剂治疗，但是目前还没有看到明确的疗效和不良反应，因此，遗传突变及分子机制仍需进一步研究。对于 GSS 合并乳糜胸的患者可采用胸导管结扎术、胸膜固定术、胸膜切除术、放疗以及营养支持。乳糜胸营养支持包括静脉营养及口服中链甘油三酸酯治疗，中链甘油三酸酯自然界不存在，不经过乳糜形成过程，直接通过门静脉吸收入血，并建议联合复合碳水化合物及蛋白质应用，长期口服需要适当补充长链脂肪酸等。少数 GSS 患者病程发展呈现自限性，该病如果累及内脏或脊柱可导致严重并发症甚至死亡，通常预后差。

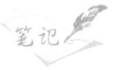

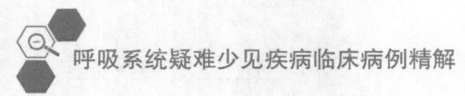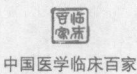

主要参考文献

1.Saify FY，Gosavi SR.Gorham's disease：a diagnostic challenge.J Oral Maxillofac Pathol，2014，18（3）：411-414.

2.Patel DV.Gorham's disease or massive osteolysis.Clin Med Res，2005，3（2）：65-74.

3.Saify FY，Gosavi SR.Gorham's disease：a diagnostic challengeJ.Oral Maxillofac Pathol，2014，18（3）：411-414.

4.Ravindran R，Karunakaran A.Gorham's disease of the mandible.Case Rep Dent，2013，2013：723583.

5.Hagendoorn J，Yock TI，Borel Rinkes IH，et al.Novel molecular pathways in Gorham disease：implications for treatment.Pediatr Blood Cancer，2014，61（3）：401-406.

6.Franco-Barrera MJ，Zavala-Cerna MG，Aguilar-Portillo G，et al.Gorham-stout disease：a clinical case report and immunological mechanisms in bone erosion.Clin Rev Allergy Immunol，2017，52（1）：125-132.

7.Bruch-Gerharz D，Gerharz CD，Stege H，et al.Cutaneous vascular malformations in disappearing bone（Gorham-Stout）disease.JAMA，2003，289（12）：1479-1480.

8.Bruch-Gerharz D，Gerharz CD，Stege H，et al.Cutaneous lymphatic malformations in disappearing bone（Gorham-Stout）disease：a novel clue to the pathogenesis of a rare syndrome.J Am Acad Dermatol，2007，56（Suppl 2）：S21-25.

9.García V，Alonso-Claudio G，Gómez-Hernández MT，et al.Sirolimus on Gorham-Stout disease.Case report.Colomb Med（Cali），2016，47（4）：213-216.

（李　婉　黄莉茹）

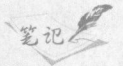

病例 15　间断发热、肺部游走阴影伴 ANCA 强阳性—吸入性肺炎

病历摘要

　　患者男性，60 岁，主因"反复发热伴咳嗽、咳黄痰 3 个月"。患者自入院前 3 个月无明显诱因出现反复发热，多于下午出现，体温 38℃左右，偶有 38.8℃，发热时伴畏寒、食欲缺乏，间断咳嗽、咳少量黄痰。平地快走 200 米即感呼吸困难。否认胸闷、胸痛、咯血、盗汗、皮肤红斑、关节痛等不适。患者因发热数次就诊外院，查外周血白细胞升高，肺部影像学提示"肺炎"，予利复星、头孢吡肟等药物抗感染治疗，后体温能下降至正常，复查肺部影像学，提示"炎症好转"，但反复发生，肺内阴影呈游走性。入院前 1 周患者再次发热，查血常规示白细胞计数 10.2×10^9/L，中性粒细胞百分比 82.9%，胸 CT 示"双肺多发病灶，考虑炎性改变，较前明显增加"。于门诊拜

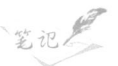
笔记

复乐 0.4g，每日 1 次，治疗 4 天，为进一步诊治入院。自发病以来，食欲缺乏、精神欠佳，体重下降 5kg。

【既往病史】

农民（近 10 年未务农），吸烟 1 包／天，持续 20 年，戒烟 5 年。

5 年前患"鼻咽癌"，予放化疗治疗 1 年，至今未复发。2 年前"左眼睑下垂"，诊为"脑血栓"，输液治疗后未遗留后遗症。高血压病 2 年，以美托洛尔 25mg，每日 2 次治疗。

有高血压家族史。

否认过敏史，否认饲养宠物、花草等。

【入院查体】

体温 36.4℃，心率 80 次／分，呼吸 16 次／分，血压 180／120mmHg。神志清，精神可，全身皮肤黏膜无黄染，浅表淋巴结未触及肿大，鼻腔无脓性分泌物，口唇无发绀，双肺叩清音，双下肺可闻及散在湿啰音，心律齐，腹软，肝脾肋下未及，肝肾区无叩痛，双下肢不肿。

【实验室检查】

血、尿、便常规正常，ESR 84mm/hr，CRP 3.97mg/dl，RF 49.5IU/ml，Hb103g/L，感染三项及肿瘤标志物、结核抗体正常，支原体抗体阴性。衣原体抗体 IgG（＋）、IgA（＋），EB 抗体 IgG（＋）。血 1，3－β－D 葡聚糖 G 试验 15.56pg/ml，曲霉抗原 GM 试验 3.181。PPD（＋＋）。痰涂片不合格，［外观黄黏，鳞状上皮细胞＞25 个／低倍视野，白细胞＞25 个／低倍视野，G+ 球（＋＋），G- 杆菌（＋＋＋），真菌孢子（＋＋＋），菌丝（＋＋）］，2 次培养（8-31、9-6）阴沟肠杆菌（＋＋＋）、白色假丝酵母菌（＋＋），未找到抗酸杆菌；痰病理正常。予哌拉西林抗舒巴坦感染治疗。

肿瘤标志物均阴性，自身抗体 ANA、ENA 谱均阴性；但 ANCA 检

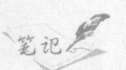

验提示：PR3–ANCA（IgG 型）＞200RU/ml，MPO–ANCA（IgG 型）＞200RU/ml，c–ANCA（IgG 型）1 : 40。考虑 ANCA 相关性血管炎可能，围绕 ANCA 相关性血管炎进行鉴别诊断，但综合考虑 ANCA 虽强阳性，但 ANCA 相关性血管炎的临床表现缺乏。ANCA 相关性血管炎是依赖病理诊断的疾病，建议患者及家属行进一步活检以明确诊断。

入院第 9 天（2010 年 9 月 7 日），患者饮牛奶后头晕、短暂意识丧失并晕倒，呕吐出少量牛奶，SpO$_2$ 降至 80%，吸氧后渐升至 88%。急查 CTPA（图 15-1）：未见明确肺栓塞征象；两肺广泛斑片状磨玻璃影，全细支气管炎不除外。追问患者既往无牛奶过敏史。入院第 10 天行支气管镜检查，支气管内见多量白色分泌物，考虑慢性炎症可能；左舌叶、右中叶灌洗，中性粒细胞及淋巴细胞增多。BALF 的 CD4/CD8 比：0.84，BALF ACE 5.82nM/ml/min，sACE 14.17nM/ml/min，BALF TB–PCR 阴性，BALF 培养：阴沟肠杆菌＞ 10^{5}cfu/ml。

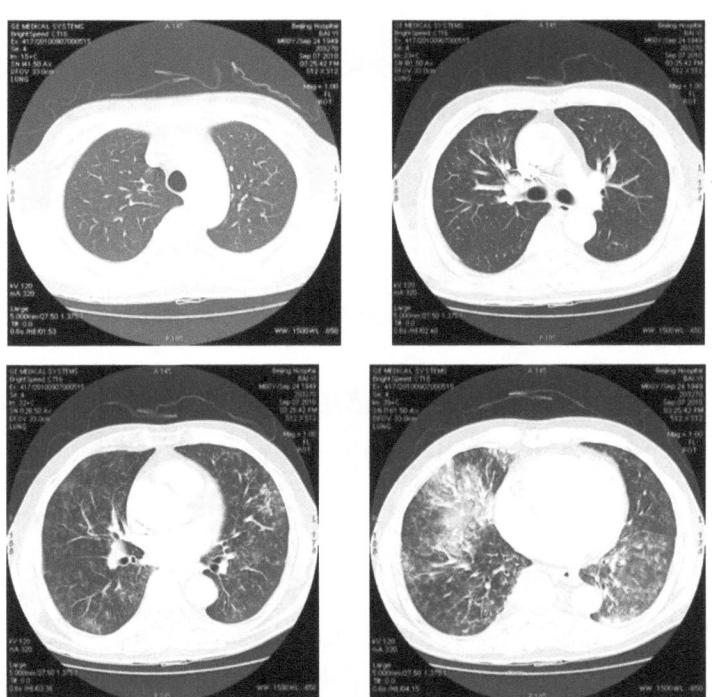

图 15-1　胸部 CT（2010 年 9 月 7 日）：两肺广泛斑片状磨玻璃影

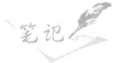

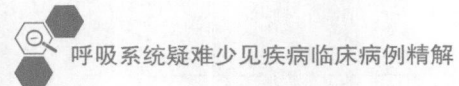

　　CT引导下肺穿刺（入院第11天），肺组织细菌、真菌培养阴性，肺穿刺组织病理：少许支气管黏膜及肺组织呈急慢性炎，未见肿瘤，抗酸（–），PAS（–）。

　　因CT引导下肺穿刺结果未能有特异性的诊断提示，再次取得患者家属同意后，于入院后第20天，行全麻下左侧开胸肺活检术，病理回报（图15-2）：肺组织以支气管为中心，多灶分布可见肉芽肿性炎，多核巨细胞反应，并可见植物细胞等异物，支气管壁有破碎并浸润肺组织，局灶可见机化栓子形成，符合吸入性肺炎。

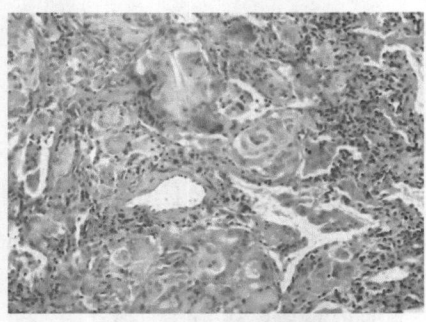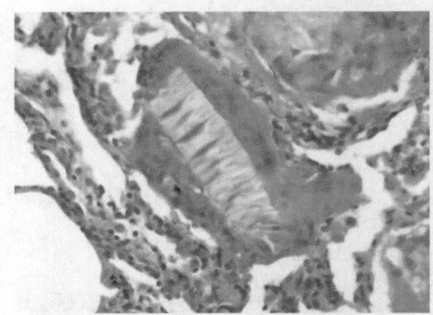

图15-2　开胸肺活检肺组织病理：左图多核巨细胞反应，并可见植物细胞等异物，支气管壁有破碎并浸润肺组织，局灶可见机化栓子形成，符合吸入性肺炎（HE×100）；右图可见植物细胞（HE×400）

【诊断】

　　吸入性肺炎；反流性食管炎。

【治疗过程】

　　全麻术后患者再次高热，予抗生素轮替抗感染治疗，建议鼻饲营养，初期患者及家属不同意。2010年10月9日复查胸部CT（图15-3）：影像所见两肺可见弥漫多发斑片磨玻璃影及实变影，以双肺上叶为著；两肺下叶可见多发斑片状磨玻璃影；影像学检查：①原右肺中下叶及左肺下叶广泛斑片状磨玻璃影及实变影，较前明显好转；双肺上叶多发磨玻璃影及实变影、左上叶舌段不规则结节影及

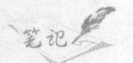

周围纤维索条，新出现病灶；②食道全程管壁略增厚。进一步胃镜检查，胃镜诊断：反流性食管炎（G2 期）。患者家属同意鼻胃管肠内营养，留置鼻饲管，体温逐渐控制。

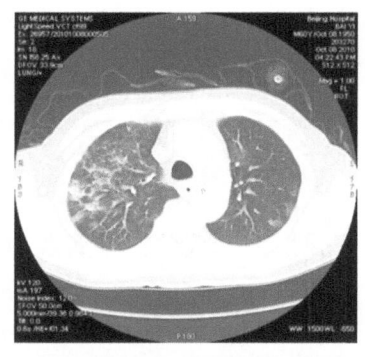
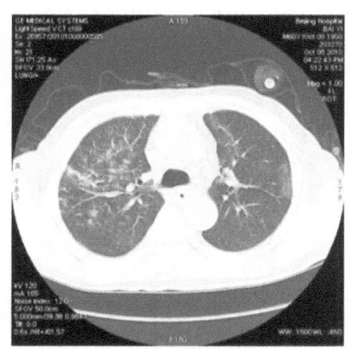
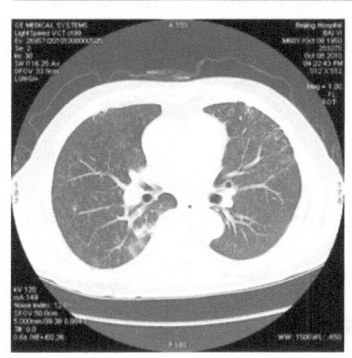
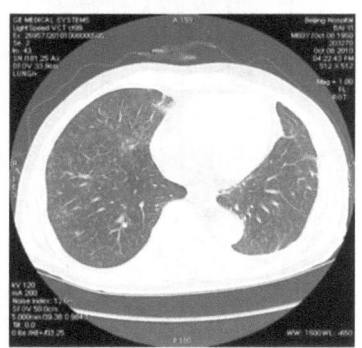

图 15-3　胸部 CT（2010 年 10 月 8 日）：原右肺中下叶及左肺下叶广泛斑片状磨玻璃影及实变影，较前明显好转；双肺上叶多发磨玻璃影及实变影、左上叶舌段不规则结节影及周围纤维索条，新出现病灶

讨论与分析

【病例特点】

1. 老年男性，慢性病程。

2. 以反复发热伴咳嗽、咳黄痰 3 个月为主要表现。

3. 体检：双下肺可闻及散在湿啰音。

4. 实验室检查：血常规正常，但 ESR 增快，CRP 增高；痰涂片

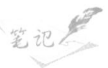

不合格，痰培养阴沟肠杆菌 +++、白色假丝酵母菌 ++。ANCA 指标显著异常，PR3-ANCA 及 MPO-ANCA（IgG 型）均高于测量上限。

5.影像学检查：两肺广泛斑片状磨玻璃影，全细支气管炎不除外。

6.支气管镜：镜下见多量白色分泌物；灌洗液中性粒细胞及淋巴细胞增多。BALF 培养：阴沟肠杆菌 > 10^5cfu/ml。

7.CT 引导下肺穿刺病理：少许支气管黏膜及肺组织呈急慢性炎，未见肿瘤，抗酸（–），PAS（–）。

8.开胸肺活检术病理：可见肉芽肿性炎，多核巨细胞反应，并可见植物细胞等异物，支气管壁有破碎并浸润肺组织，局灶可见机化栓子形成，符合吸入性肺炎。

【诊疗思路】

1.双肺游走性弥漫病变的鉴别诊断

该患者在入院前多次 CT 可见游走样改变，从住院后邻近两次胸部 CT 中也可看出，患者肺部影像学变化迅速。相关鉴别诊断包括：

（1）弥漫性泛细支气管炎：是弥漫存在于两肺呼吸性细支气管的气道慢性炎症性疾病，多有鼻窦炎史，以咳嗽、咳痰和活动后气促为主要临床症状；该患者虽有上述临床表现，但肺内病变尚不够弥漫，而病变消散快，加之病理结果不支持细支气管全壁炎表现，可除外。

（2）过敏性肺炎：是一组由不同过敏原引起的非哮喘性变应性肺疾患，急性型常在接触抗原后 4 ~ 8 小时发病，可有发热，畏寒，咳嗽和呼吸困难，急性过敏性肺炎的 CT 表现可为双肺磨玻璃样改变；双肺广泛的斑片状、团片状、云絮状肺实变影，边缘模糊，密度及分布不均，以中下肺较多见，短时间内病灶位置变化大且具有游走性。该患者曾于饮牛奶后出现类似上述表现，BALF 液中淋巴

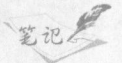

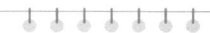
细胞略增多，酷似过敏性肺炎。但患者既往多次饮牛奶，无牛奶过敏史；而病理结果亦不支持过敏性肺炎诊断。

（3）嗜酸性粒细胞肺浸润：该病可有类似临床及影像学表现，但其为一组以循环或组织中嗜酸性粒细胞增高为特征的疾病，该患者无论外周血或 BALF 都未有相关提示，可除外。

2. 血 ANCA 升高伴肺内病变的鉴别诊断

出现血 ANCA 升高伴肺内病变时，常考虑 ANCA 相关性血管炎。其常见的鉴别诊断包括：

（1）坏死性肉芽肿性血管炎：既往称为韦格纳肉芽肿（Wegener's granulomatosis，WG）主要侵犯上、下呼吸道和肾脏，通常以鼻黏膜和肺组织的局灶性肉芽肿性炎症为开始，继而进展为血管的弥漫性坏死性肉芽肿性炎症，影像学上以结节和空洞多见，病理检查有坏死性血管炎及坏死性肉芽肿改变，c-ANCA 阳性有较强的特异性（90% ~ 95%），对诊断有较高指导价值。该患者虽 c-ANCA 强阳性，但影像学上极不支持该病表现，最终病理证实并非血管炎。

（2）显微镜下多血管炎：以一种多累及肾脏，以节段性坏死性肾小球肾炎为特征的血管炎，肺脏受累患者多数伴 p-ANCA 阳性。该患者 p-ANCA 亦出现强阳性，但病程中始终未发现肾脏受累表现，影像学同样不支持该病，可能性小，最终病理结果排除。

（3）变应性肉芽肿性血管炎：又称嗜酸性肉芽肿性血管炎。是主要累及中、小动脉的系统性血管炎的一种类型，外周血嗜酸性粒细胞常＞ 10%；它有 3 个显著的病理组织学特点，即坏死性血管炎、组织嗜酸性粒细胞浸润和血管外肉芽肿。该患者无嗜酸细胞增高表现，病理上亦不支持。在该患者病理报告得出后，查阅文献得知，感染急性期可导致 ANCA 阳性的情况出现。后续随访中，复查患者 ANCA 均恢复正常，是支持感染急性期 ANCA 可升高的有力证据。

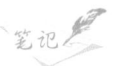

疾病介绍

吸入性肺炎（Aspiration pneumonitis/pneumonia）是指吸入食物、口咽分泌物、胃内容物及其他液体或固体物质引起的肺化学性炎症（pneumonitis）或合并细菌性炎症（pneumonia）。

误吸的内容物是多样性的，可以是分泌物，血，细菌，液体，或食物成分。误吸过程可以是显性或隐性的。肺炎常见的临床表现，在吸入性肺炎中均可发生，如发热、寒战、胸痛、咳嗽、咳黄脓痰、听诊肺内湿啰音或哮鸣音，并发重症肺炎或急性呼吸窘迫综合征（acute respiratory distress syndrome，ARDS）时，可出现喘憋、发绀、血压下降、意识障碍等表现。

引起吸入性肺炎的常见危险因素如下表（表 15-1）。

表 15-1　吸入性肺炎的危险因素

意识障碍	镇静、酒精中毒、脑部创伤、脑病、癫痫
咽反射受损 / 功能下降	鼻胃管或气管插管、延髓性麻痹
胃肠功能紊乱	食道运动异常、胃食道反流、胃轻瘫、肠梗阻
药物	抗组胺药物、肾上腺素能药物、硝酸酯、磷酸二酯酶抑制剂、钙离子阻滞剂
其他	肥胖症、分娩

1. 实验室检查

目前没有可以特异性标志吸入性肺炎的金标准。血常规检查白细胞数可正常或偏高、中性粒细胞增高，C 反应蛋白、降钙素原增高。其他如肺泡灌洗液胃蛋白酶测定虽具有较好的特异性，但需要支气管镜操作、标本需要被迅速检测，否则可因胃蛋白酶发生快速降解致检测失效，在临床中开展该项检查尚有一定距离。

2. 影像学检查

吸入性肺炎有以下特点：（1）因发病时体位、重力影响及右侧

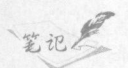

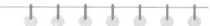

支气管较左侧支气管更短、粗、走向垂直，胸部 X 线片或肺 CT 常显示：上叶后段或下叶背段和后基底段新出现的浸润影，右肺比左肺更常见。

（2）误吸发生后立即摄胸部 X 线片常无特殊改变，通常需要 24 ～ 48h 后才出现浸润影。

吸入性肺炎的诊断通常需具备以下条件：有误吸的危险因素或证据：如脑血管病等导致的意识障碍、吞咽试验异常等；临床符合肺炎的诊断标准。

吸入性肺炎的治疗除了肺炎的治疗外，常需要对诱因进行分析，对不能消除的诱因，需采用体位改变、进食方式改变等方式，减少误吸的发生。

（1）经验性抗生素治疗作用

细菌性吸入性肺炎在早期表现为急性化学性吸入性肺炎。该炎症阶段常有发热和白细胞增高的特点。抗生素在化学性吸入性肺炎的治疗中并不是必需的，但现实临床过程中很难区分化学性吸入性肺炎与细菌性吸入性肺炎。即使为化学性吸入性肺炎，当胃内定植的细菌在抑制胃酸分泌的药物如质子泵抑制剂等常规使用下，可随胃内容物反流引起细菌性肺炎。一旦诊断细菌性吸入性肺炎成立，早期使用抗生素是强烈推荐的。抗生素选择需以早期、经验性、覆盖抗革兰阴性菌的广谱抗生素为原则。过去在吸入性肺炎中厌氧菌被常规覆盖，但数据表明厌氧菌不是主要致病菌。常规使用覆盖厌氧菌的抗生素不是必需的，除非有证据支持严重的牙周炎，在 CT 中可见的坏死性肺炎，或肺脓肿。抗生素使用时间虽然有争议，但推荐时间根据患者临时对抗生素的反应，可以从 3 天至 2 周。

（2）体位与增强护理

在明确的误吸事件发生后，改变体位可以减少胃内容物的进一

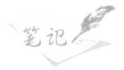

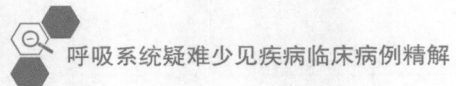

步吸入。对于一个清醒患者，最好的方法是转动头部至侧方，将吸入物自气道向口咽部排出。将患者床头升至 45°。是否需要插管根据精神状态，低氧血症程度，患者的血流动力学稳定性来决定。大量物质误吸时，气管插管有利于后期支气管镜。吸入支气管扩张剂可以用于支气管痉挛。机械通气应当继续保护性肺通气策略。预防胃反流误吸事件的措施为胃肠减压应当建立，如放置鼻胃管，连接胃造瘘管负压或重力排出。

主要参考文献

1.DiBardino DM，Wunderink RG.Aspiration pneumonia：a review of modern trends.J Crit Care，2015，30（1）：40-48.

2.Faverio P，Aliberti S，Bellelli G，et al.The management of community-acquired pneumonia in the elderly.Eur J Intern Med，2014，25（4）：312-319.

3.Raghavendran K，Nemzek J，Napolitano LM，et al.Aspiration-induced lung injury. Crit Care Med，2011，39（4）：818-826.

4.王洪冰，李佩珍.老年人吸入性肺炎的诊治难点和对策.中华老年医学杂志，2006，25（5）：325-327.

5.俞森洋.老年吸入性肺炎.中华保健医学杂志，2011，13（1）：1-3.

（杨菁菁）

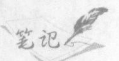

病例 16　中医治疗支气管扩张反复感染

病历摘要

患者女性，49岁。因"咳嗽、咳痰反复发作十余年，加重伴咯血喘憋半个月"于2015年1月26日就诊中医科曹锐主任医师门诊。患者十余年前开始出现反复咳嗽，伴黄痰，痰多，每于外感，劳累，情绪紧张后发作，未系统诊治，曾多次自行口服抗生素后可减轻感染发热症状，但仍反复发作咳嗽伴黄黏痰，近三年来阵发咯血或痰中带血，于我院检查肺部高分辨CT后诊断支气管扩张合并感染，间断应用高级广谱抗生素治疗，但肺部感染持续存在。由于继发抗生素耐药菌的出现，西医抗感染治疗出现瓶颈。患者拒绝肺泡灌洗进一步治疗。

患者病程日久，痰多不易咳出，每日咳痰数十口黄脓痰为主，严重时伴咯血。因为反复感染最终导致肺功能出现异常，肺功能检

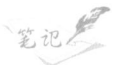

159

查回报：阻塞性通气功能障碍，上气道阻力增高，弥散量正常。患者时有活动后喘憋气短，甚至胸胁疼痛不适感。为此寻求中医药治疗。中医初诊时刻下主症为咯血喘憋加重半个月，伴咳嗽黄痰量多，每日 20 ~ 30 口，每周少量咯血 2 ~ 3 次，色鲜红。无发热恶寒，伴胸胁隐痛，偶感心悸。平素心烦易怒，口干口渴，乏力自汗，夜间头颈部盗汗，食欲减少，大便偏干，小便正常。肺部高分辨 CT 检查显示支气管扩张合并左肺上叶尖段多发结节为新发炎性病灶。既往否认高血压、冠心病、糖尿病、脑血管病及传染病史。查体：咽红，全身淋巴结未触及肿大，听诊双肺呼吸音粗糙，左下肺闻及痰鸣音，心率 86 次 / 分，律齐，腹软无压痛，肝脾未及，双下肢无水肿。舌质暗淡舌边偏红，舌下瘀斑，舌苔黄偏厚而干腻，脉弦细紧。

【治疗过程】

患者支气管扩张症的西医诊断明确，曹主任认为中医诊断是病久肺脾、肝肾气阴亏虚，导致痰湿结聚，肺络瘀滞，肝郁化热，血不循经。诊治过程共 3 个月有余，可分为 3 个阶段：

1. 第一阶段：急性发作期伴咯血

中医诊断：咯血—木火刑金、痰热郁结、血热妄行。治以泻肺、清肝、化痰、凉血之法。中药处方：桑白皮、地骨皮、黄芩、虎杖各 15g，鱼腥草、公英、白花蛇舌草、白茅根、藕节各 30g，三七面（分冲）9g，杏仁、厚朴、北沙参、柴胡、白芍、栀子、甘草各 10g，合欢皮 12g，川楝子 6g。水煎服，共服 14 剂，每天 1 剂。复诊：咳嗽、咳黄痰明显减少，咯血、喘憋等症逐渐消失，舌暗红苔黄腻，脉弦细。上方去白茅根、杏仁、川楝子，加仙鹤草 30g、百合 15g，五味子 6g，淡豆豉 6g。加强益肺气敛肝阴，宁心安神除心烦，再连服半个月，咯血得以控制。

支气管扩张症急性期治咯血，须注重清热化痰，凉血止血，调

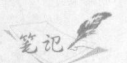

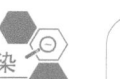

和肝肺，以阻止肺络受损出血，改善肺通气功能，缓解喘憋气短。曹主任诊治特点是未用止血药物而止咯血，而是以泻白散、一贯煎方剂加减，通过调节肝的疏泄，肺的宣发肃降，肺络气机升降调和以达到血液循经而不外溢咯血。

2. 第二阶段：感染迁延期

中医诊断：肺痈—肺脾气虚、痰湿郁结。治以益肺健脾、化痰祛湿之法。中药处方：太子参、茯苓、炒白术各 10g，黄芩 15g，鱼腥草、芦根、炙杷叶各 30g，浙贝母 15g，甘草 6g，仙鹤草、藕节、生薏米各 30g，天竺黄 10g，天花粉 15g，郁金 10g，枳壳 10g。水煎服，共服 14 剂，每天 1 剂。复诊：咳嗽、黄痰继续减少，无咯血胸痛，痰中带血等症消失，舌淡暗苔薄黄腻，脉沉细。上方去鱼腥草、仙鹤草、天竺黄，加生黄芪、炙黄芪各 15g，陈皮 10g，丹皮 10g。加强益气健脾散结，再连服半个月。

患者咯血控制后，仍痰多黄黏，不易咳出，甚至咳而胸脘闷痛不舒。曹主任针对出血后肺络痰湿凝结，瘀血凝滞，不通则痛的中医发病特点，加强补气健脾，清热化痰，活血散瘀，攻补兼施而保护肺脾功能，使得气行则化痰湿，气行则化血瘀。从而患者痰量明显减少，每日十余口，晨起由黄痰变白痰，午后为黄痰，胸脘痛感不适消失，舌质暗淡，苔黄腻减轻。其间复查肺部高分辨 CT 显示左肺上叶感染病灶好转。

3. 第三阶段：缓解期

中医诊断：咳嗽—肺肾气阴两虚、肝脾不和。治以益气养阴清热、疏肝健脾化痰之法。中药处方：生黄芪与炙黄芪各 15g，防风、炒白术各 10g，太子参、麦冬、五味子各 10g，桑白皮、地骨皮各 10g，炙杷叶 15g，浙贝母 10g，甘草 6g，醋柴胡、前胡各 10g，丹皮、

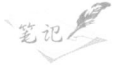

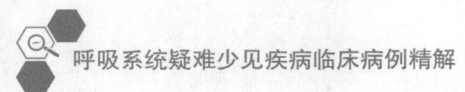

合欢皮各 15g，山萸肉、生地各 10g，茯苓 10g。水煎服，共服 14 剂，每天 1 剂。复诊：偶有咽痒咳嗽、无黄脓痰，乏力自汗、盗汗等症减轻，舌淡红苔薄黄，脉沉细。上方去桑白皮、地骨皮，加炒山药 12g、桔梗、当归、白芍各 6g。再连服半月余，诸症解除，病情基本控制。

此阶段患者可无明显咳嗽，黄痰少或干咳，但由于反复发病，患者往往一方面情绪易焦虑紧张，一方面伴乏力气短，自汗盗汗等肺肾亏虚表现。治疗注重补益肺气，滋补肝肾，同时配合疏风宣肺，调和肝脾，以巩固疗效，提高机体免疫功能。嘱患者平素注意调情绪，慎起居，防感冒，后随访两年，间断口服中药至今未再反复发作感染咯血。

讨论与分析

【治疗方药分析】

针对反复感染的支气管扩张症，曹主任认为中医中药的治疗特点是攻补兼施，循序渐进。

药物治疗上分阶段，分主次，药物属性分寒热，性味分酸、苦、甘、辛，分升、降出、入。

在急性感染阶段，患者痰色黄脓，痰量明显增多，故重用苦寒之清热解毒，清肺化痰药物，如黄芩、鱼腥草、虎杖、连翘、败酱草、知母、天竺黄、白花蛇舌草、公英、炙杷叶等。当血热妄行出现咯血时，急则治其标，以凉血止血为首要任务，但要注意止血不留瘀，重用三七粉、白茅根、仙鹤草、藕节、丹皮、郁金清热凉血散瘀热。曹主任尤其注重以调节肝肺气机来发挥止血功效，引血归经，符合肺主宣发肃降，肝主升，肺主降的中医藏象学说特点，临症以麻黄，防风、前胡、桔梗辛散邪气，宣肺止咳，以降逆药物苏子、苏梗、枳壳，杏仁、葶苈子、桑白皮、地骨皮为引导，泻肺降逆平喘；虎杖、茵陈、栀子、地骨皮、

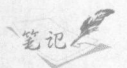笔记

川楝子清泻肝火；柴胡、合欢皮疏肝理气，白芍、麦冬、五味子酸甘养阴，收敛肝火过度上亢，从而阻止血不循经伤及肺络。患者感染控制后，进入慢性迁延期，发挥中药扶正祛邪的思想，以玉屏风散、生脉散补肺，以四君子汤补脾，以麦味地黄汤补肾，注重益气养阴为主提高患者的免疫功能。同时曹主任在疾病缓解期配合应用小柴胡汤，丹栀逍遥散等，注意疏肝解郁调情志，活血散结消顽痰，防止痰瘀气滞肺络的发生，从而改善肺络阻塞程度，改善患者的生活质量。

【肺部高分辨 CT 影像学分析】

治疗前（2015 年 1 月 21 日）肺部高分辨 CT 检查报告：双肺多发小结节灶，左肺尖为新发灶；右肺上叶细支气管扩张伴感染；右肺中叶不张伴感染；双上肺细支气管炎症；纵隔内多发小淋巴结显示（图 16-1）。

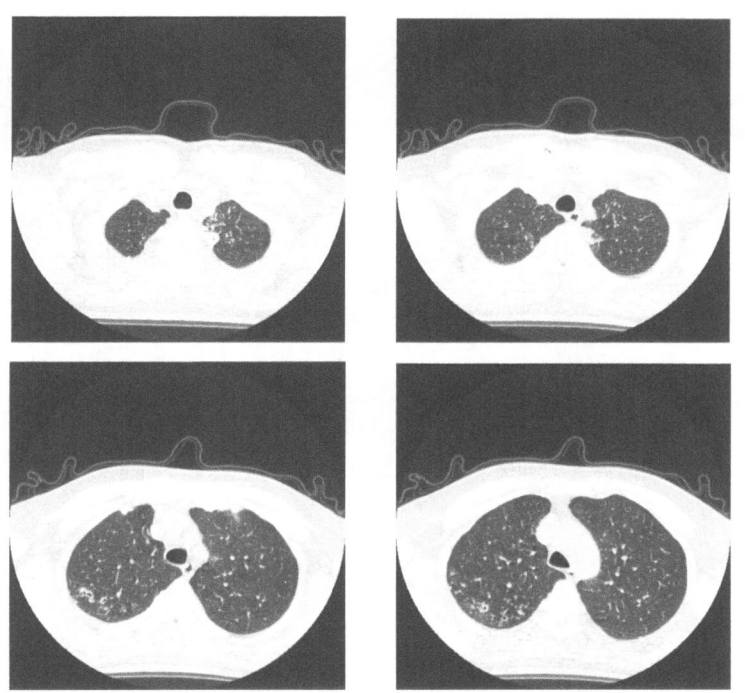

图 16-1　胸部 CT（2015 年 1 月 21 日）：双肺多发小结节灶、左肺尖为新发灶，右肺上叶细支气管扩张伴感染、双上肺细支气管炎症

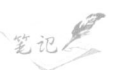

治疗后（2015 年 3 月 11 日）肺部 CT 检查报告：双肺多发小结节灶，左肺尖病灶好转；右肺上叶细支气管扩张伴感染；右肺中叶不张伴感染；双上肺细支气管炎症；纵隔内多发小淋巴结显示（图 16-2）。

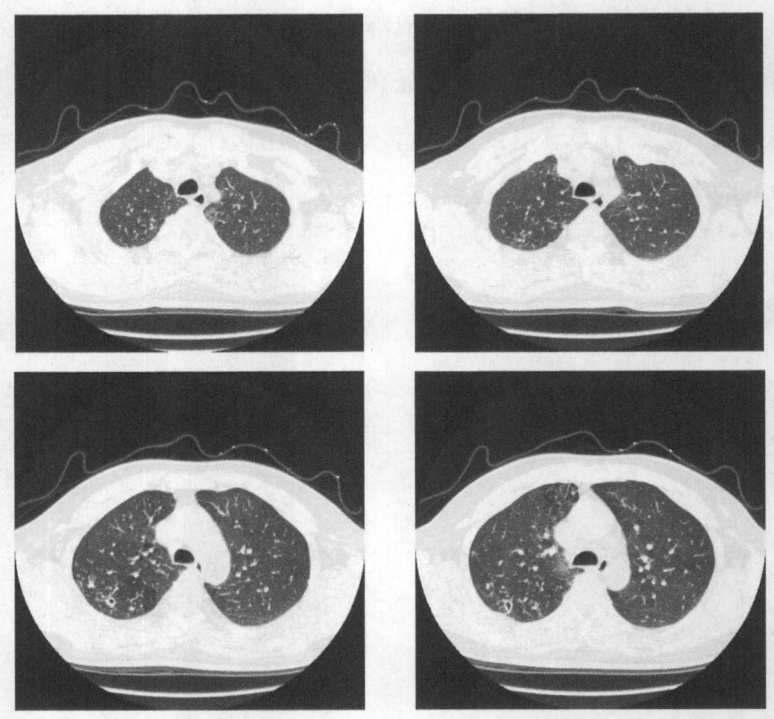

图 16-2　胸部 CT（2015 年 3 月 11 日）：双肺多发小结节灶、左肺尖病灶好转，右肺上叶细支气管扩张伴感染、双上肺细支气管炎症好转

通过 CT 影像学分析显示，通过 1 个多月的治疗，患者左肺上叶尖段胸膜下多发结节明显缩小，斑片影消失，其余部位的扩张的支气管数量似有所减少，可以看出扩张后的支气管管壁由厚变薄。前后对比检查说明炎症病灶好转。中药治疗可以控制支气管扩张感染的加重和反复发作。

疾病介绍

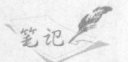

支气管扩张症（简称支扩）是指支气管及其周围肺组织的慢性

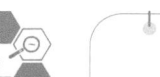

炎症损坏支气管管壁，以致形成支气管异常变形和持久性扩张。主要病因是支气管－肺组织感染和支气管阻塞，两者相互影响，促使支气管扩张的发生和发展。其具有反复发作、缠绵难愈、病变不可逆转等特点。由于多种因素的影响，病理变化复杂，其发病率较高，治愈率较低，支扩目前仍是临床上较为难治的疾病。

支扩具有慢性咳嗽、咯脓痰、呼吸困难或反复咯血的临床表现。咯脓痰为主者称湿性支气管扩张，若以反复咯血为唯一症状，称干性支气管扩张。患者由于反复感染，甚至于反复咯血，特别是广泛支气管扩张可严重损害肺组织和功能，易造成气道破坏，使肺功能下降明显，严重影响患者生活质量。

西医诊断标准参照"2012 成人支扩症诊治专家共识"，应根据病史、临床表现、体征及实验室检查等资料综合分析确定。胸部高分辨 CT 是诊断支扩的金指标，它可以清楚地显示支气管扩张的程度、类型、病变范围，显示肺实质和小气道的病变，常见某些伴随病变，如感染、支气管黏液栓、节段性肺不张、局限性肺气肿等。

支扩临床可分为急性发作期和慢性迁延期。急性发作期以咯血为主症，咳大量脓痰、呼吸困难等较平时加重。迁延期主要表现为慢性咳嗽、咳黄白痰以及免疫功能不足。治疗上西医多采用控制感染、清除痰液、止血或者手术治疗等，总体来说，远期疗效，尤其是对支扩咯血的疗效多不理想。由于本病病程长，大量反复应用抗生素，使细菌耐药、定植菌现象突出，抗生素选择受到局限。

西医治疗支扩的重点在于如何有效控制感染急性加重期，而如何降低支扩患者迁延期急性加重次数、改善肺功能、提高生活质量也是"2012 成人支扩指南"所强调的目标。目前对于迁延期患者的治疗仍缺乏有效手段。中医对采用个体化方案有较多优势。

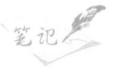

1. 支气管扩张症的中医病因病机

支气管扩张症属于中医学"咳嗽""肺痈""咯血"等范畴。古代医家张仲景《金匮要略》云:"咳而胸满,振寒,脉数,咽干不渴,时出浊唾腥臭,久久吐脓如米粥者,为肺痈。"与支扩患者合并感染后临床症状相符。

目前中医学者普遍认为支扩乃经年宿疾,痰湿深伏不去,久郁必化热。痰、热、瘀、火等为主要病因,但不是独立存在的,而是在疾病的发展过程中相互兼杂,互为因果的,起着主次不同的病理作用。近年来,亦有更多学者强调肺、脾、肾三脏气虚、阴虚、阳虚为本病的重要因素,其中气阴亏虚为本。病位在肺,且与肝、脾、肾、大肠有关。临床辨证虚实夹杂,实证多为痰火、瘀热;虚证多为肺虚、脾虚、肾虚。部分患者随着病情逐渐加重,甚至累及于心,最终导致痰浊、水饮、气滞、血瘀互结而逐渐演变成为肺胀。部分患者由于反复发作日久,多次大量应用抗生素,或大量清热解毒类中药的使用,使得苦寒伤脾胃,此类患者多表现舌淡胖、食欲缺乏、便不成形等脾胃气虚、肺脾两虚表现。

2. 支气管扩张症的中医常见证型及治疗

有学者检索支气管扩张症证型现代文献,归纳整理得出本病中医证型分布在前5位的是痰热郁肺、肝火犯肺、阴虚火旺、肺脾两虚、气虚血瘀。上述基本概括了本病的主要临床证候特征,揭示了证候分布规律。而这些证型在急性发作期和慢性迁延期中各有侧重。

痰热郁肺、肝火犯肺多为急性发作期的主要证型。急性发作期,临床可见咯血或痰中带血,吐黄痰增多,舌红苔黄,脉数。总的治法当泻火清热,凉血止血、清热化痰、清肝泻肺为主。其中痰热郁肺型,当热重于湿常用桑白皮汤;湿重于热常用千金苇茎汤或清金化痰汤；热盛伤津常用泻白散合清燥救肺汤。肝火犯肺型治疗用旋覆代赭汤、黛蛤散加减以清肝泻肺、化痰止咳；用咯血方治疗支气管扩张咯血证。其他如肺胃热盛型治疗用清胃散加减以清泻肺胃。

阴虚火旺、肺脾两虚、气虚血瘀多为慢性迁延期的主要证型。肺病日久必损及肾，肺肾阴虚，阴虚火旺，损伤肺络，临床以养阴润肺，化痰止咳的方法辨证施治，多以百合固金汤加减治疗支气管扩张咯血，生脉饮加减以益气滋阴。本病缓解期持续咳白黏痰，常伴见恶风、畏寒、易感冒、胸闷、气短、纳差等，感染加重时转为黄痰，可知其病理基础是湿痰，为肺脾气虚所致痰湿阻肺，治疗用二陈汤、六君子汤合三子养亲汤以健脾燥湿，化痰理气。用补中益气汤治疗老年支气管扩张症缓解期脾肺两虚型。日久不愈肺肾气虚型治疗用金匮肾气丸合参蛤散以补肾纳气、降气平喘。当气虚日久，瘀阻脉络，迫血离经而出血，终至气虚血瘀之证候。

支气管扩张症的中医辨治，首先应根据其整体的亏虚与局部的邪实共存，治疗当辨邪实与正虚；其次支扩的治疗应权衡标本主次变化，依据标本缓急，分期施治。中医尤其针对支扩迁延期患者本虚标实的病情特点，抓住痰、热、虚三个常见病理因素，采用辨证论治的个体化治疗，但无论何种证型，应酌情扶正以固本，取得较好疗效。

总之，单纯应用抗生素抗感染治疗，以及近年来手术、纤维支气管镜、肺泡灌洗、支气管动脉栓塞术等方法均有适应证的局限性。根据急则其治标，缓则治其本，中医对该病的分期治疗是个很好的思路，尤其通过缓解期的治疗，减少反复发作，防止病情恶化，这是中医药治疗本病的优势所在。中医药为支扩反复感染的治疗提供了借鉴的可能。

主要参考文献

1. 陈灏珠 . 实用内科学 . 北京：人民卫生出版社，2007：1658-1659.

2. Melersky ML.New trealment options for bronchiectasis.Ther Ad-v Respir Dis，2010，4（2）：93-99.

3. 谭春婷，贺正一，刘颖，等 . 不同类型支气管扩张症之间的差异性 . 中国呼吸与危重监护杂志，2006，5（6）：435-438.

4. 金阳辉，陈芳，宋康 . 支气管扩张症中医病因病机及临床诊治概述 . 浙江中西医结合杂志，2012，22（1）：70-72.

5. 王新霞，刘双，杨京华，等 . 支气管扩张患者痰培养检出菌及药敏结果分析 . 心肺血管杂志，2012，31（4）：448-451.

6. 高媛 . 支气管扩张症中医治疗研究进展 . 江西中医药，2014，45（3）：72-73.

7. 杨继兵，陆琴，鹿竞文 . 支气管扩张症中医临床诊治思路辨析 . 辽宁中医杂志，2012，39（1）：80-81.

8. 金德浩，李学军，赵美蓉 . 补中益气丸治疗老年支气管扩张症缓解期的临床研究 . 中国实用医药，2012，7（18）：57-58.

9. 何德平，王维亮，黄颖 . 支气管扩张症中医辨证分型规律的文献研究 . 新中医，2012，44（12）：129-130.

（章九红　曹　锐）

笔记

病例 17 坏死性结节病样肉芽肿

患者女性，60 岁，农民。主诉："乏力、盗汗 2 个月，发热、胸痛 12 天，咳嗽 1 周"。患者入院前 2 个月起无明显诱因出现乏力、盗汗，未予重视。入院前 12 天患者出现发热，体温最高 38℃，伴双侧季肋部疼痛，深呼吸或侧卧位时加重。入院前 10 天患者就诊于当地医院，血常规白细胞（10.66×10^9/L）、中性粒细胞百分比（81.11%）及 C 反应蛋白升高（33mg/L），红细胞沉降率增快（45mm/h），结核菌素试验结核抗体阴性。胸部 CT 提示双肺胸膜下多发微结节及斑片影。予头孢类抗生素（具体不详）治疗，3 天后患者体温降至正常，但胸痛较前加重，同时出现干咳，严重时伴气短。为进一步诊治入院。病程中无皮疹、关节痛、雷诺现象、口腔溃疡。自发病以来，精神、

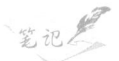

食欲可，睡眠差，大小便同前，体重未监测。既往身体健康，有燃煤和农药接触史，饲养羊、鸡多年，否认吸烟饮酒史，否认食物药物过敏史。自述 3 个妹妹患肺癌。

【入院查体】

体温 36.8℃，脉搏 76 次 / 分，呼吸 18 次 / 分，血压 130/80mmHg。皮肤、巩膜无黄染。浅表淋巴结未触及肿大。双肺呼吸音低，未闻及明显干湿性啰音和胸膜摩擦音。心腹查体无异常。双下肢无水肿。

【实验室检查】

入院后血、尿、便常规均正常；生化、免疫及肿瘤标志物未见明显异常；抗核抗体、抗中心粒细胞胞质抗体、抗 ENA 谱、抗 dsDNA 抗体均阴性；血清血管紧张素 I 转化酶 70.41nmol · ml^{-1} · min^{-1}[正常参考值（33.3 ± 10.2）nmol · ml^{-1} · min^{-1}]；血和痰病原学检查均阴性；肺功能正常范围。入院后查胸部 CT 示两肺多发粟粒结节，考虑非感染性炎，结节病或其他；右下肺后基底段纤维索条（图 17-1、图 17-2）。

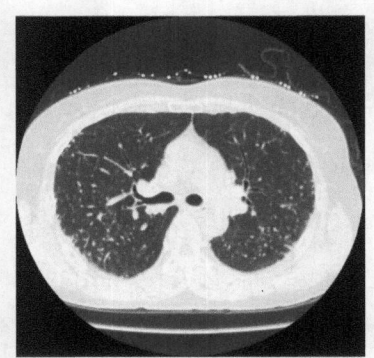 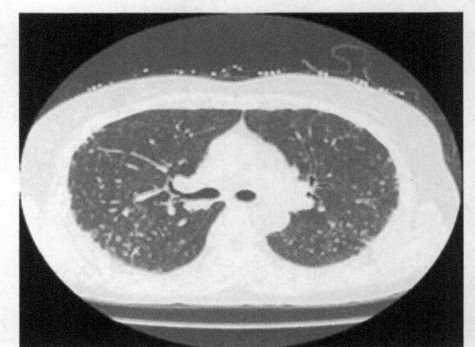

图 17-1　胸部 CT：双肺上、中叶多发粟粒结节　　　图 17-2　胸部 CT：双肺中、下叶多发粟粒结节

【诊断】

坏死性结节病样肉芽肿病。

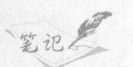

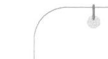

【治疗过程】

　　入院后给予持续吸氧、抗感染、解痉平喘治疗。患者及家属拒绝行支气管镜检查和肺穿刺活检，2014 年 9 月 28 日全麻下行胸腔镜下右肺活检术。术中见右肺各叶表面可见弥漫颗粒状微小结节，黑色质地较韧，呈分散片状分布，以上叶后段、中叶外侧段和下叶背段较明显。选取段病变较重右上叶后段肺组织进行活检。术后病理示：右肺上叶后段肺组织可见多发肉芽肿样结节，结节内可见碳墨沉积和粉染的地图样坏死，结节主要沿支气管血管束和胸膜分布，病灶处部分可见血管壁全层增厚，有淋巴细胞、浆细胞浸润，呈血管炎改变，特殊染色：抗酸染色阴性，碘酸雪夫染色阴性，弹力纤维断裂（图 17-3、图 17-4）。最终诊断为坏死性结节病样肉芽肿病，无肺外受累表现。术后患者因经济原因，自动出院。电话随访 16 个月，患者未经治疗，目前症状消失。

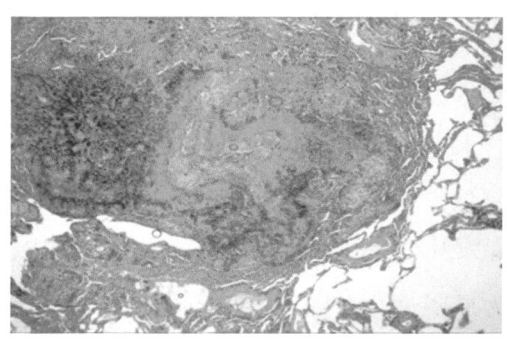

图 17-3　胸腔镜肺活检病理：肺组织内见肉芽肿结节形成，
有碳墨沉积，可见地图样坏死（HE×100）

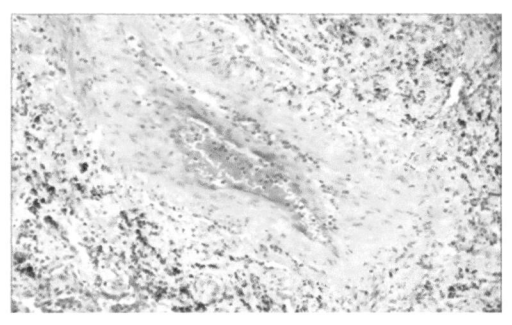

图 17-4　胸腔镜肺活检病理：血管壁慢性炎细胞浸润，管壁增厚 (HE×200)

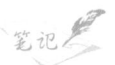

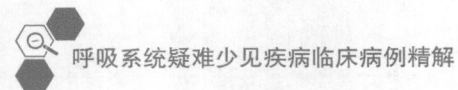
讨论与分析

【病例特点】

1.老年女性，既往体健。

2.以双肺多发结节影为主要表现。

3.实验室检查血常规均正常；生化、免疫及肿瘤标志物未见明显异常；感染指标及免疫系统相关检查均正常。

4.血清血管紧张素 I 转化酶略升高。

5.胸腔镜肺活检病理表现为肉芽肿、血管炎和坏死。

【诊疗思路】

1.肺内多发小结节的鉴别诊断

肺内多发小结节的 HRCT 鉴别诊断首先根据胸膜有无结节而分类。胸膜下结节见于淋巴管周围结节及随机分布的结节。对于胸膜下及叶间胸膜有结节的病例，根据结节与支气管血管束及小叶间隔的关系可进一步鉴别是随机分布的结节还是淋巴管周围的结节。主要沿支气管血管束及小叶间隔分布的结节为淋巴管周围分布的结节，结节的分布多为局限性，分布不均匀。结节不仅沿支气管血管束及小叶间隔分布，而且在小叶中心与小叶边缘之间，为随机分布的结节。结节一般弥漫性及均匀地分布于两肺。相比之下，淋巴管周围分布的结节在支气管血管束、小叶间隔及胸膜下的数目相对较多。本例患者胸部 CT 见肺内结节主要为淋巴管周围结节。

2.淋巴管周围结节的鉴别诊断

引起淋巴管周围结节的疾病，如结节病的结节在轴心间质多见，主要分布在近肺门的支气管血管束，小叶中心、小叶间隔及

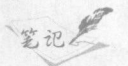

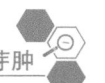

胸膜下结节比支气管血管束结节少见，结节在上肺野较多见，并有两侧肺门、纵隔淋巴结肿大。癌性淋巴管炎的结节在外围间质多见，小叶间隔可呈串珠状，由于出血及水肿，小叶间隔增厚较明显，可呈不规则增厚，常合并胸水，肺内或肺外可见 原发肿瘤。尘肺结节有在小叶中心、小叶间隔及胸膜下分布较为突出的倾向，早期病变在上肺野较多见。本例患者无肺内及肺外肿瘤证据，亦无职业病或粉尘接触史，故不考虑转移瘤或尘肺。需进一步与结节病相鉴别。

3. 病理表现为肉芽肿、血管炎和坏死的鉴别诊断

（1）肉芽肿性多血管炎：常并有副鼻窦炎和上呼吸道病变，几乎均有肾脏病变、尿常规异常和 ANCA 阳性，组织病理为液化或凝固性坏死，而非干酪样坏死性肉芽肿。本例患者无上呼吸道、肾脏及系统性血管炎的表现，免疫系统检查均未见明显异常。

（2）结节病：可累及全身各系统的肉芽肿性疾病，葡萄膜炎、皮损、sACE 升高常见。胸部影像学可见肺门、纵隔淋巴结肿大及淋巴管周围结节，Ⅳ期结节病表现为严重肺间质纤维化、蜂窝肺。病理表现为非干酪样肉芽肿，而很少表现为血管炎。本例患者无明显肺外表现，无明显肺门、纵隔淋巴结肿大。病理表现为肉芽肿、血管炎和坏死。

🏥 疾病介绍

坏死性结节病样肉芽肿（necrotizing sarcoid granulomatosis，NSG）是一种罕见的主要累及肺部的肉芽肿性疾病，病因及发病机制不明。1973 年由 Liebow 最早报道。临床表现缺乏特异性，多数

 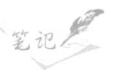

NSG 只累及肺部，肺外累及很少。女性较男性多见，各年龄段均可发病，30 ～ 70 岁常见。NSG 临床表现多样，且不特异。症状根据器官累及情况和程度而不同，咳嗽是最常见的临床表现，其次是胸痛、呼吸困难、发热和体重减轻等。约 25% 的患者无症状。实验室检查无特异。90 年代以后，由于胸部 CT 检查普遍开展，弥漫性浸润影、双肺多发结节影和孤立结节影被认为是 NSG 的 3 个主要影像学表现。文献报道约 36% 的 NSG 患者表现为双侧肺门或纵隔淋巴结的肿大。NSG 预后良好，对激素治疗反应良好或可自愈。糖皮质激素是主要的治疗药物，目前尚无统一的剂量和疗程。

　　NSG 最重要的鉴别诊断包括肉芽肿性多血管炎、结节病，通常需进行病理学检查。NSG 的病理定义为结节病样肉芽肿、肉芽肿性血管炎和坏死。非干酪性肉芽肿可能侵及血管壁和管腔，形成肉芽肿性血管炎和凝固性坏死，血管周围肉芽肿的形成可引起官腔严重的狭窄或闭塞。在严重情况下，可引起肺内凝固性坏死、肺内出血、肺泡出血和广泛的含铁血黄素细胞沉着。与肉芽肿性多血管炎不同，NSG 无上呼吸道、肾脏或系统性血管炎的表现。肉芽肿性多血管炎的血管炎也表现为更多的坏死和化脓。

　　NSG 与结节病的关系并不确定，虽然 NSG 与结节病有不同的表现，但这两种疾病是否有本质的区别仍存在争论。这两种疾病均预后良好，有相似的免疫机制，均为肉芽肿性疾病。在病理上，NSG 的血管炎较为明显，并存在明显的梗死样坏死。而结节病的血管炎少见，且中心无坏死。1973 年 Liebow 提出 NSG 是坏死性血管炎的一种类型，合并有结节病样反应？或是伴有坏死性肉芽肿的系统性结节病？此后 40 余年间，各国学者虽相继报道 NSG 病例，但对于 NSG 的本质及其与结节病的关系，仍存争议。Saldana 等认为 NSG 与结节病无关，因为其缺少肺门淋巴结肿大和肺外表现，血清

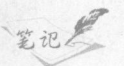
笔记

血管紧张素 I 转化酶正常。Quaden 等认为 NSG 介于结节病与系统性坏死性血管炎间。Rosen 等认为 NSG 可能为结节病的一种类型，或与结节病密切相关。有学者统计约 5% 的结节病患者表现为典型的 NSG 的组织病理学表现。且随着胸部 CT 的普及，NSG 患者肺门及纵隔淋巴结肿大和肺外表现并不少见；NSG 虽有血管炎及坏死，但对糖皮质激素反应较好，并有自愈倾向。因此，NSG 与结节病是否为同一种疾病的不同表现形式，或为结节病的亚型，仍需更多的临床观察与研究。

主要参考文献

1. Liebow AA.The J.Burns Amberson lecture——pulmonary angiitis and granulomatosis.Am Rev Respir Dis，1973，108（1）：1-18.

2. Quaden C，Tillie-Leblond I，Delobbe A，et al.Necrotising sarcoid granulomatosis：clinical，functional，endoscopical and radiographical evaluations.Eur Respir J，2005，26（5）：778-785.

3. Rosen Y.Four decades of necrotizing sarcoid granulomatosis：what do we know now？Arch Pathol Lab Med，2015，139（2）：252-262.

（居　阳）

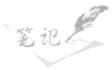

病例 18 肺移植治疗百草枯中毒

📋 病历摘要

患者女性，24岁，主诉："百草枯中毒45天，呼吸困难29天"，于2014年2月24日入住我院呼吸ICU。患者2014年1月10日口服20%的百草枯原液约50ml，2小时后被送到当地医院，行洗胃、导泻、活性炭吸附治疗，同时给予激素、环磷酰胺、抗氧化剂等药物治疗，并进行了血液灌流3次，但患者病情逐渐加重，明显呼吸困难并出现肝肾功能不全。中毒后第3天转至北京某医院中毒科治疗，肝肾功能逐渐改善，但胸闷、憋气症状进行性加重，第16天血气分析提示I型呼吸衰竭，第21天肺部CT（图18-1）提示双肺多发磨玻璃影，局部实变，蜂窝状改变。第34天，患者因气胸突发严重胸闷憋气，予以气管插管呼吸机辅助呼吸。气胸充分引流后，持

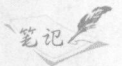

续呼吸机辅助通气情况下氧合仍无根本改善，第 44 天被迫使用体外膜肺氧合（extracorporeal membrane oxygenation，ECMO）维持氧合，此时考虑进一步行肺移植治疗。第 45 天患者转来我院呼吸重症监护室，进行肺移植术前相关检查和准备。第 46 天，检测血百草枯浓度为 248.96ng/ml。

发病以来患者神志清楚，精神尚可，饮食睡眠欠佳，大小便如常。患者有乙型肝炎病史（大三阳），无不良嗜好，否认家族性、遗传性疾病史。

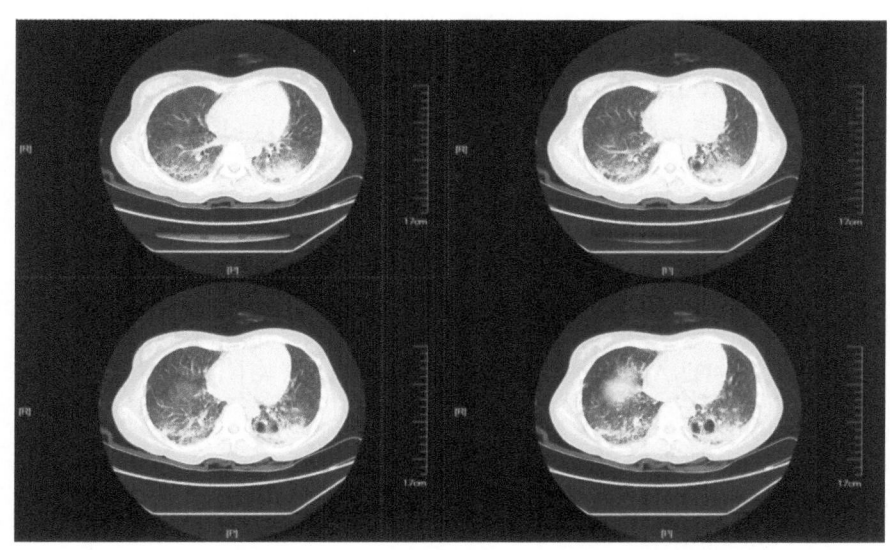

图 18-1　百草枯中毒 21 天肺部 CT：双肺多发磨玻璃影，局部实变，蜂窝状改变

【入院查体】

体温 35.0℃，脉搏 90 次 / 分，呼吸 18 次 / 分，血压 112/83mmHg。患者平车入室，镇静状态，查体欠合作。口唇无发绀，浅表淋巴结未触及肿大；胸部左右双侧锁骨中线Ⅱ肋间可见胸腔引流管。双肺呼吸运动对称，双下胸壁叩诊呈浊音，双下肺呼吸音减弱，触觉语颤减弱；心、腹未见明显异常；双下肢无明显水肿。

【实验室检查】

2014 年 2 月 24 日血常规示：白细胞计数 13.89×10^9/L，中性粒细胞百分比 92.5%，血红蛋白 124g/L，血小板计数 252×10^9/L。血型：B 型，RH 阳性。尿及便常规正常。血生化：白蛋白为 31.5g/L，谷草转氨酶 46U/L，肌酸激酶 146U/L，磷酸肌酸激酶同工酶（CKMB）10.2ng/ml，心肌肌钙蛋白 I 0.09ng/ml，乳酸脱氢酶 434U/L，肌酐 20.10umol/L，肾功能和血糖正常。凝血四项：活化部分凝血活酶时间 38.3 秒，凝血酶时间 22.8 秒。N 端脑钠肽前体 BNP 6473.00pg/ml。尿渗透压 307mOSM/kg。乙型肝炎表面抗原（+），乙型肝炎 e 抗原（+），乙型肝炎核心抗体（+）。乙型肝炎病毒核酸检测（淋巴细胞）：1.04×10^4IU/ml（1.0×10^2IU/ml）。肿瘤标志物：糖链抗原 CA125 为 31.9U/ml（正常 < 30.2U/ml），细胞角蛋白 19 片段 9.16ng/ml（0 ~ 2.08ng/ml），癌胚抗原、甲胎蛋白、鳞状上皮细胞癌抗原、神经元烯醇化酶和糖链抗原 CA199 均正常。自身抗体 11 项、抗核抗体、抗 ds-DNA、抗中心粒细胞胞质抗体谱均阴性。CMV-pp65 抗原检测阴性。

2014 年 3 月 8 日，降钙素原为 0.61μg/L，提示可能有较严重的细菌感染。

2014 年 3 月 11 日，结核感染 T 淋巴细胞斑点试验（T-SPOT.TB）阴性。

2014 年 3 月 4 日，心脏彩超：提示肺动脉压力轻度升高（TI 法估测肺动脉收缩压 43mmHg）

【诊断】

农药中毒（百草枯）；肺间质纤维化；肺部感染；双侧气胸；纵隔气肿；呼吸衰竭；乙型病毒性肝炎；肝功能不全。

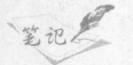

【治疗过程】

　　入院后继续 ECMO 支持治疗，完善相关移植术前检查，加强脏器维护治疗，于中毒后第 56 天在 ECMO 辅助下行同种异体双肺序贯移植术，采用双侧前外侧切口，切除受体肺后依次吻合气管、肺动脉、心房袖，过程顺利，术后患者安返呼吸 ICU。手术当天检测血百草枯浓度为 30.53ng/ml，受体肺百草枯浓度为 381.52ng/ml。术后第 2 天撤除 ECMO，术后第 3 天经食管超声检查，见右肺动脉吻合口流速 156cm/s，右肺静脉吻合口流速约 100cm/s。术后第 10 天拔除气管插管。术后 23 天患者顺利出院。出院时肺 CT 如图（图 18-2）。

　　术后患者规律随访，术后 3 年患者肺功能良好，复查肺 CT 如下（图 18-3）。

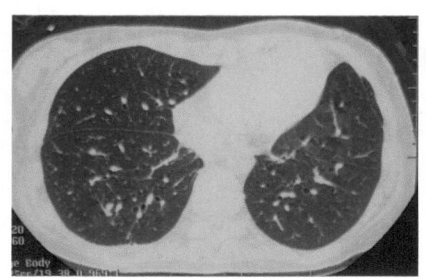

图 18-2　双肺移植术后 3 周肺部CT：双侧移植肺膨胀完全，肺野较清晰，气道通畅，胸腔无积液

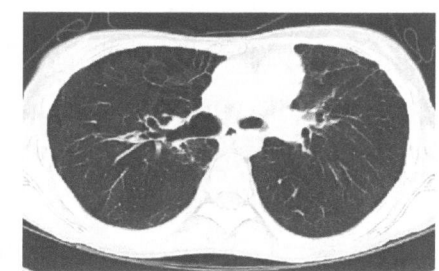

图 18-3　双肺移植术后 3 年肺部CT：双侧移植肺膨胀完全，肺野清晰，气道通畅，气道吻合口无狭窄

讨论与分析

【病例特点】

　　1. 青年女性，有乙型病毒性肝炎病史。

　　2. 急性起病，有明确服百草枯病史。

　　3. 百草枯中毒 45 天，胸闷、气短、呼吸困难 29 天，使用 ECMO 支持下转入我院呼吸 ICU。

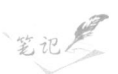

笔记

4.体检：双侧气胸闭式引流状态，双肺呼吸音低。

5.2014 年 2 月 24 日，床旁胸片：①气管切开插管术后及胸腔闭式引流管置入术后改变；②双肺弥漫渗出改变，不除外 ARDS，请结合临床；④右侧少量气胸，肺压缩＜15%，考虑左侧气胸，左肺被压缩约 50%；⑤右侧胸壁广泛皮下气肿。

6.乙型肝炎表面抗原（＋），乙型肝炎 e 抗原（＋），乙型肝炎核心抗体（＋）。

【诊疗思路】

1.百草枯中毒的预后

患者体重约 53kg，口服百草枯约 188mg/kg，患者口服药物 2 小时后被送往当地医院就诊。本患者口服药量大，且中毒后拖延时间较长，虽然在前后 3 家医院都给予积极治疗，但是最终肺功能难以扭转，肺纤维化并呼吸衰竭，内科治疗死亡率高，ECMO 可以延长生命，但难以改善最终预后。

2.肺移植的手术适应证

终末性良性肺疾病功能严重受损、内科药物和一般外科手术治疗无效、日常活动严重受限、预期寿命只有 1 ～ 2 年、没有其他重要脏器功能衰竭。本患者系重度百草枯中毒，肺功能严重受损，符合移植指征。

3.肺移植治疗百草枯中毒的效果

1997 年 Walder 报道了 1 例 17 岁患者在百草枯中毒后第 44 天进行了肺移植并获得成功，移植后第 88 天出院，为重度百草枯中毒患者治愈带来了希望。而在此之前的肺移植治疗百草枯中毒均是失败的，其主要原因可能与移植时间有关，过早肺移植可致体内残留的百草枯再次诱发肺纤维化，而导致早期肺移植失败。本患者转入我

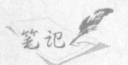

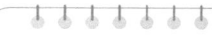

院时中毒时间已＞ 44 天，且其他手术条件成熟，有望通过肺移植挽救患者生命。

疾病介绍

　　百草枯（paraquat，PQ）是在世界范围内广泛使用的有机杂环类接触性脱叶剂及除草剂，也是人类急性中毒病死率最高的除草剂，因百草枯口服致死量极小，仅 40mg/kg（相当于 20% 百草枯原液 5 ~ 15ml），又无特效解毒药和有效治疗手段，中毒后死亡率可达 60% ~ 70%。百草枯对人畜具有强毒性，可经皮肤、呼吸道和消化道进入人体，引起多系统毒性反应，对中毒者的主要影响在于致死性肺损害。

1. 百草枯体内代谢

　　纯品为白色结晶，易溶于水，主要剂型为 20% 水溶液。百草枯中毒途径主要为口服，口服后在胃肠道吸收率为 5% ~ 15%，吸收后经血液迅速分布到全身，30 分钟至 4 小时达血浆浓度高峰，在体内分布广泛，主要蓄积在肺和肌肉中，其余通过粪便排出。肺是百草枯作用的主要靶器官，肺组织内百草枯浓度可以达血药浓度的 10 ~ 90 倍。这主要是因为在 Ⅰ 型、Ⅱ 型肺泡上皮细胞和 Clara 细胞膜上存在多胺摄取系统，百草枯与多胺化学结构类似，可与其竞争通过肺泡上皮细胞的多胺摄取途径而选择性地在肺内蓄积。百草枯在体内不被代谢，以原型经肾脏排出，并引起肾损害。

2. 百草枯中毒临床表现

　　口服百草枯后可致口腔、舌咽及胃、食道黏膜糜烂或溃疡，严重者可出现穿孔，同时有发热、恶心、呕吐、腹痛、呼吸困难等表现。

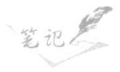

口服百草枯 < 20mg/kg 时，临床症状不典型或仅限于胃肠道症状，预后较好；达到 20 ~ 40mg/kg 时，患者出现肾衰竭及肺纤维化，引起呼吸衰竭或感染，多数 2 ~ 3 周后死亡；若 > 40mg/kg，患者可迅速出现包括循环衰竭在内的多脏器功能衰竭。

百草枯中毒本质属于弥漫性肺泡损伤，肺组织肿胀、变性、坏死；基本病变为增殖性细支气管炎、肺泡炎和肺纤维化。中毒早期肺水肿、肺内弥漫性血管内凝血和肺透明膜形成，可导致呼吸衰竭。中后期肺泡渗出物机化、成纤维细胞增生、肺泡间质增厚，广泛的肺间质纤维化形成，进行性加重，且不可逆。

肺纤维化多在中毒后 5 ~ 9 天发生，2 ~ 3 周达高峰，此期为百草枯中毒患者死亡高峰期。患者肺部影像学呈现出从毛玻璃影或实变影向肺纤维化转变，肺外带明显，部分病例伴蜂窝状改变，与临床呼吸衰竭进展过程基本吻合，且肺部影像学表现与中毒剂量有关。中毒7 天肺部磨玻璃影若大于全肺 50%，则往往是致死性的，而存活下来的患者一般都 < 20%。肺纤维化过程一般截止到中毒后 1 个月左右。

3. 百草枯中毒治疗

百草枯目前尚无特异性解药，治疗方法也主要以减轻肺组织的早期炎性损伤和药物治疗肺纤维化为主。移植前积极治疗，为百草枯中毒患者争取时间以赢取最大可能的肺源以及更高的移植成功概率。

（1）减少毒物吸收，促进其排泄：尽快洗胃、导泻、灌肠、补液、利尿、纠正水电解质紊乱等。

（2）血液净化清除：包括血液灌流、血液透析、血浆置换。早期血液净化可减少血中毒物向组织扩散，减轻器官损害。通常在摄入百草枯 3 日内，每日 2 次血液灌流，时间约为 4 小时。但患者常不能在中毒后 2 小时内及时血液灌流治疗，毒物很快吸收并聚集在肺组织，引起肺纤维化及肺部感染，导致呼吸衰竭，生存时间短。

笔记

（3）药物治疗：激素与免疫抑制剂对毒物及免疫反应引起的炎症有强大的抑制作用，减轻对机体的损害，对成纤维细胞有抑制作用，从而减轻肺纤维化。临床观察发现大剂量激素与环磷酰胺治疗虽不能明显降低患者的死亡率，但可以明显延长患者的生存期，为进行肺移植争取了时间。此外还有清除氧自由基、抗氧化治疗以及中药治疗，百草枯抗体治疗尚处于研究阶段。

（4）ECMO：不仅可以延长患者存活时间，逐步减少肌肉组织中百草枯残余量，减少肺移植后再次纤维化的可能性。而且有利于肺移植手术中的血流动力学稳定，ECMO 是百草枯患者取得肺移植机会的桥梁。

（5）肺移植：百草枯中毒患者发生肺纤维化，过程不可逆转，目前无根治方法，肺移植为理论上唯一可行的方案，但由于供体难求及手术复杂等原因，临床上很少有报道。在本例手术之前国内外报道百草枯中毒肺移植病例不足 10 例，且最长存活时间 13.5 个月。目前形势随着移植天数的增加，存活时间也成正比例上升，如过早进行肺移植，患者体内残存的百草枯可造成移植肺损伤，导致早期肺移植失败。目前肺移植为致死剂量的百草枯摄入后唯一有效的治疗方法，而综合性治疗延缓了患者生命，增加了骨骼肌中百草枯代谢量，增加了百草枯患者肺移植成功的可能性。

百草枯被人体吸收后，主要聚集于肺脏以及骨骼肌系统，有报道称在中毒 9 周后，于人体的肺脏及骨骼肌中均可以检测出大剂量的百草枯。由于百草枯的持续性释放，以至于移植肺可以不断地富集血液中微量的百草枯，以致到达中毒剂量后造成肺的进一步纤维化。

主要参考文献

1.Gil HW，Hong JR，Jang SH，et al.Diagnostic and therapeutic approach for acute paraquat intoxication.J Korean Med Sci，2014，29（11）：1441-1449.

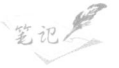

2. 王永进，王泽惠. 百草枯中毒治疗的研究进展. 中国急救医学，2003，23（6）：404-406.

3. Chen JG，Eldridge DL，Lodeserto FJ，et al.Paraquat ingestion：a challenging diagnosis.Pediatrics，2010，125（6）：e1505-1509.

4. Dinis-Oliveira RJ，Duarte JA，Sánchez-Navarro A，et al.Paraquat poisonings：mechanisms of lung toxicity，clinical features，and treatment.Crit Rev Toxicol，2008，38（1）：13-71.

5. 王良慧，张泓. 百草枯中毒治疗的研究进展. 中国实用医药，2012，7（15）：242-243.

6. 杜捷夫. 第20例—中毒与药物过量临床表现及救治（Internet. 网上病例讨论）. 中国危重病急救医学，2000（7）：445-447.

7. 张保付，南静，呼国庆，等 .46例百草枯中毒致肺损害的 C T 诊断分析. 医学影像学杂志，2013，23（2）：207-209.

8. Kim YT，Jou SS，Lee HS，et al.The area of ground glass opacities of the lungs as a predictive factor in acute paraquat intoxication.J Korean Med Sci，2009，24（4）：636-640.

9. Lee KH，Gil HW，Kim YT，et al.Marked recovery from paraquat-induced lung injury during long-term follow-up.Korean J Intern Med，2009，24（2）：95-100.

10. 姜仪增，刘静. 大剂量甲基强的松龙并环磷酰胺治疗百草枯中毒的临床研究. 医学信息，2015（34）：28-73.

11. Tang X，Sun B，He H，et al.Successful extracorporeal membrane oxygenation therapy as a bridge to sequential bilateral lung transplantation for a patient after severe paraquat poisoning.Clin Toxicol（Phila），2015，53（9）：908-913.

（陈其瑞　胡　滨）

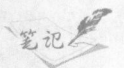

病例 19　微创心脏手术后急性肺损伤

病历摘要

患者男性，41岁，主诉："活动后胸闷1个月余"。患者于1个月前上楼时突发胸闷，到当地医院就诊，检查发现"二尖瓣脱垂伴关闭不全"，建议外科手术治疗。为进一步诊治收入我院。病程中，患者偶有活动后胸闷，无胸痛心悸、咳嗽咳痰、头晕头痛、恶心呕吐、腹泻腹痛、双下肢水肿等症状。患者自发病以来精神可，饮食、睡眠一般，二便如常，体重无减轻。患者为农民，既往体健，无不良嗜好，否认家族性、遗传性疾病史。

【入院查体】

体温36.5℃，脉搏78次/分，呼吸19次/分，血压120/70mmHg。

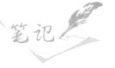

口唇无发绀，浅表淋巴结未触及肿大；心脏稍大，未触及震颤，心音有力，心尖部二尖瓣听诊区可闻及 4/6 级碦喇音，其余瓣膜听诊区未闻及杂音及心包摩擦音；双肺呼吸运动对称，双胸壁叩诊呈清音，双下肺呼吸音正常，未闻干湿啰音；腹未见明显异常；双下肢无明显水肿。患者心肺复苏后查胸片示右下肺野片状高密度影（图19-1）。

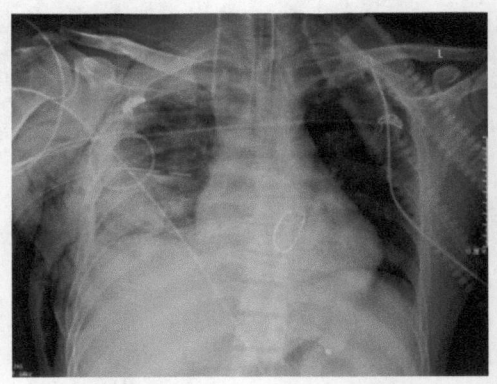

图 19-1　患者心肺复苏后胸片：右下肺野片状高密度影

【实验室检查】

血常规示：白细胞计数 6.6×10^9/L，中性粒细胞百分比 64%，血红蛋白 145g/L，血小板计数 240×10^9/L。尿、便常规正常。血生化：白蛋白 35.4g/L，肝、肾功能和血糖正常。血气分析：pH 7.412，氧分压 97.3mmHg，二氧化碳分压 41.2mmHg，氧饱和度 97.4。凝血功能正常。

术前检查超声心动图：左室射血分数为 66%，左室舒末内径为 58mm，左室收缩末内径为 34mm，左房大小为 39mm×42mm×58mm，室间隔厚度为 12mm，运动幅度 9mm，主动脉根部内径为 36mm；节段性室壁运动异常，左心扩大，收缩期二尖瓣后叶（P_3）区兜样脱向左房侧，瓣叶顶端可见 5mm 长线样回声随瓣叶活动而甩动，二尖瓣关闭不全重度，反流面积为 13.5cm²，三尖瓣关闭不全轻度。

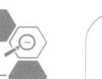

肺功能测定示：未见明显异常，FEV_1 为 2.43L，FEV_1/FVC 为 76.8%。另双下肢动脉及静脉多普勒超声检查，冠状动脉多排 CT 检查均未见明显异常。

【诊断】

二尖瓣脱垂伴关闭不全；心功能 Ⅲ 级；急性呼吸功能衰竭；心肺复苏术后；缺血缺氧性脑病；急性肾功能衰竭；急性肝功能损伤。

【治疗过程】

入院后给予强心，利尿，扩血管，极化液营养心肌等治疗。手术指征明确，无手术禁忌证。经积极准备并与家属交代病情及手术风险、签署手术同意书后，于入院后 5 天全麻体外循环下行微创二尖瓣成形术。

麻醉后，双腔气管插管接呼吸机辅助呼吸，右肋 4 肋间切口进胸，单侧左肺呼吸，切开心包，同时右股动静脉插管建立体外循环，阻断升主动脉，主动脉根部灌注 HTK 心肌保护液，心脏停搏后，经房间沟切口入左房，见二尖瓣后叶（P_3）区腱索断裂、脱垂致二尖瓣关闭不全；人工腱索二尖瓣成形脱垂瓣叶，34#Edward 成形环固定瓣环，注水试验未见反流，缝合切口，开放升主动脉，心脏自动复跳，止血关胸。手术时间 7 小时，体外循环时间 255 分钟，阻断时间 196 分钟。修复效果满意，麻醉换单腔气管插管后转至监护室进一步监测治疗。

于术后第一天拔除气管插管并转回病房。术后第二天上午 9 时许，患者诉胸闷，不能平卧，咳泡沫痰，查体：双肺满布湿啰音，右肺呼吸音明显减低，呼吸频率 35 ~ 40 次 / 分，经皮血氧饱和度 80%，心率 110 次 / 分。查胸片示（图 19-2）：双侧肺影呈斑

 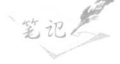

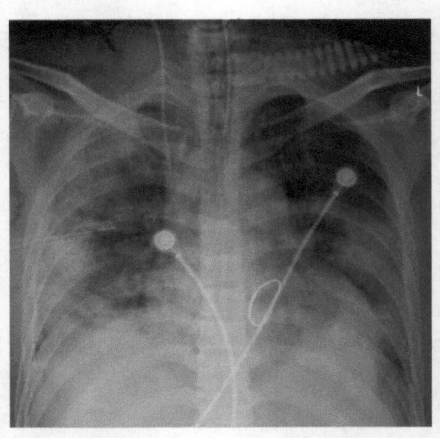

图 19-2　患者术后 6 天胸片：右肺渗出性病变，双肺片状影

片高密度，符合急性肺水肿征象。查超声心动未见心包填塞，EF
45%，未见二尖瓣反流。予以持续吸氧、强心、利尿、解痉治疗。

患者于当天 12：45 情况进一步恶化，并于 12：55 出现神志不清，
呼之不应，心电图示：直线，血压 30/24mmHg，紧急予以心肺复
苏，并紧急请麻醉科行气管插管，血气分析：pH 为 7.382，氧分
压 51.7mmHg，二氧化碳分压 49.1mmHg，氧饱和度 83.1%，诊断
为 Ⅱ 型呼吸衰竭。经胸外按压，强心，利尿，纠正酸中毒等治疗，
于 13：12 恢复自主心率，室性，125 次 / 分，双侧瞳孔等大等圆，
3mm 左右，对光反射迟钝，后于 13：32 恢复窦性心律，血气无
明显好转。经皮血氧饱和度 83%，患者呼吸机参数为 A/C，VT：
450ml，f14 次 / 分，PEEP 6cmH$_2$O，FiO 100%。吸痰，黄色，量不多。
进一步调整呼吸机，PEEP 10cmH$_2$O，经皮血氧饱和度 88%，患者
之后 2 小时内频发心律失常，阵发室速及室上速，对症处理以及调
整呼吸机 PEEP 为 14cmH$_2$O，经皮血氧饱和度逐渐上升到 94%。
病情进一步平稳后，患者于术后 3 天转回监护室继续治疗。查胸部
CT（图 19-3）：双侧肺实变；头部 CT：重度脑水肿。患者无尿，
肝肾功能衰竭，予以抗感染、CRRT 治疗。请神经内科会诊，考虑

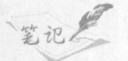
笔记

缺血缺氧性脑病，予以脱水治疗，改善脑代谢。经 4 天治疗后，胸片明显好转，呼吸机参数为 A/C，VT：420ml，f12 次 / 分，PEEP 4cmH$_2$O，FiO 40%。患者持续昏迷状态，好转迹象不明显，循环稳定，持续 CRRT 辅助，肝肾功能恢复，与患者家属交代患者情况后，家属要求出院，回当地医院神经科继续治疗。经上级医师同意，予以办理出院手续。

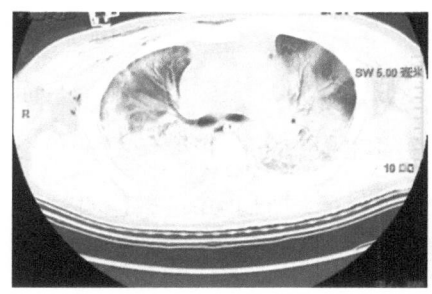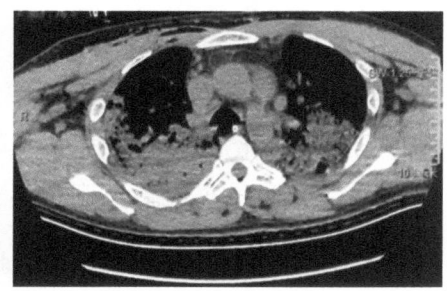

图 19-3　患者胸部 CT：两肺血管影增粗、增多，两肺野大片实变影

讨论与分析

【病例特点】

1. 中年男性，既往体健。

2. 基础疾病为二尖瓣脱垂伴关闭不全，心功能正常，无肺病史及吸烟史，术前肺功能及血气正常。

3. 手术为二尖瓣成形术，因反复试验成形效果，体外循环时间（255 分钟）及心脏阻断时间（196 分钟）较长。

4. 手术为微创心脏手术，右肋 4 肋间切口进胸，术中需左侧单肺通气。体外循环条件下停呼吸，其他时间因维持血氧饱和度和手术视野暴露的矛盾，会反复间断恢复双肺通气。

5. 患者术后第一天拔除气管插管并转回病房。术后第二天病情

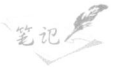

反复，出现呼吸功能衰竭。

6. 患者心肺复苏后出现难治性缺氧，血氧饱和度长时间低于90%，循环系统亦受其影响而不稳定。

7. 呼吸机治疗缺氧情况是 PEEP 从 6cmH$_2$O 调整至 14cmH$_2$O，逐渐恢复。

8. 患者因缺血缺氧致严重脑水肿，并伴有肝肾功能衰竭。

【诊疗思路】

1. 本例患者是体外循环下微创心脏直视行二尖瓣成形手术。而体外循环及停止循环后的肺缺血 – 再灌注损伤可引起复杂的全身炎症反应，并且随着心肺转流术的时间延长而增加。并且微创直视心脏手术对于患者术侧肺通气功能造成一定损伤，使肺泡表面活性物质（PS）明显下降。引起急性呼吸窘迫综合征（ARDS），严重时可导致多器官功能衰竭。因此，体外循环下微创心脏直视手术相关的急性肺损伤逐渐引起人们的重视。

2. 机械通气是治疗急性肺损伤引起的 ARDS 的最直接、有效的方法。而呼气末正压（PEEP）对于 ALI 引起的 ARDS 患者尤其重要，在避免气胸等并发症的前提下，增加 PEEP 可保证组织氧供、减少肺组织渗出。进一步减少多器官功能衰竭等并发症。

疾病介绍

随着体外循环（cardio pulmonary bypass，CPB）技术的提高，心内直视手术更加安全。但体外循环本身对肺组织来说是一个缺血 – 再灌注过程。尤其是转流时间较长的患者，肺损伤的发生率仍然很高。而且有相当一部分发展为 ARDS。肺表面活性物质（pulmonary

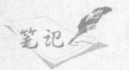

surfactant，PS）对于维持正常肺组织生理功能和稳定肺泡结构有重要作用，PS 的代谢、活性的改变是 ARDS 的发病原因之一。体外循环术后内源性肺表面活性物质各个组分均有不同程度的改变，并最终成为体外循环术后肺损伤的原因之一。

微创直视心脏侧开胸手术对于患者术侧肺通气功能造成一定损伤，使肺泡表面活性物质（PS）明显下降。

单肺通气是微创心脏外科手术麻醉中的常用呼吸管理方法，然而这种非生理性的通气方式会引起急性肺损伤（acute Lung Injury，ALI）。手术的肺损伤包括 4 个方面：肺气压伤、肺容积伤、肺不张伤及缺血 / 缺氧损伤。会促使肺组织分泌细胞因子、释放炎性介质，引发肺部炎症。

手术中各种因素：肺缺血 – 再灌注损伤、肺组织的挤压、术中麻醉药、输血、补液、通气方式等因素均会导致的急性肺损伤（ALI）。而缩短阻断时间、缺血预处理、药物干预、术中注意等积极的预防能避免或减少 ALI 的发生。ALI 的治疗包括机械通气、表面活性物质替代治疗、药物治疗、免疫治疗、血液净化及支气管肺泡灌洗等。

主要参考文献

1. 丁忠海，许林 . 胸部手术中的急性肺损伤研究现 . 医学综述，2008，14（10）：
　　1494–1496.

2. 钟宝琳，黄桂明，李以平，等 . 术后发生急性肺损伤的危险因素分析 . 临床麻醉
　　学杂志，2015，31（9）：888–890.

3. 郝嘉，肖颖彬 . 体外循环肺损伤部分研究进展 . 创伤外科杂志，2004，6（4）：
　　315–317.

4. 樊凌云，李元，马捷 . 微创心脏直视手术中肺功能变化的研究 . 临床医药实践，
　　2003，12（1）：11–13.

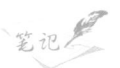

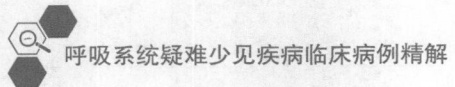

5. 王海东，景涛，杨康，等 . 肺表面活性物质与体外循环术后肺损伤 . 创伤外科杂志，2002，4（4）：248-249，255.

6. 刘岩青，谭黎杰，仇德惠 . 开胸手术对肺表面活性物质的影响研究 . 中国医师杂志，2002，4（1）：25-26.

7. 万梅方，顾连兵 . 单肺通气致急性肺损伤的机制及研究进展 . 国际麻醉学与复苏杂志，2013，34（4）：348-351.

（许李力　徐　屹）

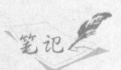

病例 20 冠脉搭桥术后急性呼吸窘迫综合征

病历摘要

患者男性，69岁，主诉："活动后心前区疼痛1年余，加重1日"。患者1年前开始出现活动后心前区疼痛，口服丹参滴丸休息后可缓解，近一日患者自觉上述症状加重，急诊收入院。发病至今，饮食及二便正常，精神及睡眠好，体重无明显下降。既往脑梗病史10余年，吸烟史50年，平均20支/日。无家族遗传病史。

【入院查体】

体温36℃，脉搏57次/分，呼吸17次/分，血压129/56mmHg。神清，语利，精神可；口唇无发绀，浅表淋巴结未及；心脏叩诊不大，心音有力，心尖部可闻2/6级收缩期杂音，胸骨左缘2、3肋间可闻

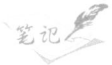

2/6 舒张期杂音，肺动脉 2 音不亢进；双肺呼吸运动对称，叩诊音清，双下肺呼吸音减弱，未闻干湿啰音；腹平软，肝脾未及，无压痛，肠鸣音正常；双下肢无明显水肿。

【实验室检查】

血常规示：红细胞计数 $4.37 \times 10^9/L$，白细胞计数 $10.43 \times 10^9/L$，血红蛋白 123g/L，红细胞压积 86%，血小板计数 $254 \times 10^9/L$，血型 A。

血生化示：总蛋白 15 U/L，白蛋白 35.6g/L，总胆红素 $14.6 \mu mol/L$，直接胆红素 $2.6 \mu mol/L$，碱性磷酸酶 63U/L，谷氨酰转肽酶 13U/L，葡萄糖 4.56mmol/L，肌酸激酶同工酶 2.3 U/L，肌酸激酶 98U/L，钾 4.3mmol/L。

血气分析：pH 7.411，PCO_2 41.5mmHg，PO_2 97.1mmHg，SO_2 97.6。

查超声心动图：左室射血分数 69%，左室舒末内径 45mm，收末内径 28mm，左房大小为 39mm × 41mm × 55mm，室间隔厚度 11mm，运动幅度 9mm，主动脉根部径 32mm，节段性室壁运动异常，左房轻大，主动脉瓣轻度反流，二尖瓣轻度反流，左室舒张功能减低。

肺功能测定示：小气道功能障碍，FEV1 1.30L，FEV 1%，FVC 64.14%。

乳内动脉多普勒超声示：左乳内动脉内径 0.21cm，流速 80cm/s。

双下肢动脉多普勒超声检查：双髂动脉及双下肢动脉未见明显狭窄，右侧股总动脉分叉处轻度狭窄。

双下肢静脉多普勒超声检查：双髂静脉及双下肢静脉未见明显阻塞。

冠脉造影示：左冠前降支近端狭窄 90%，对角支细小，右冠后降支狭窄 90%。

【诊断】

不稳定型心绞痛；心功能 III 级；急性呼吸窘迫综合征；双肺肺炎；

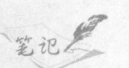

肝功能不全；肾功能不全；中度贫血。

【治疗过程】

患者住院后给予强心、利尿、降压、扩冠、抗凝、营养心肌等治疗。住院后 10 天于体外循环下行冠脉搭桥术，术中示左房增大，对角支细小，前降支，右冠可触及斑块，狭窄约 90%。建立体外循环后转机，阻断升主动脉，取左乳内动脉与前降支吻合，大隐静脉与右后降支及升主动脉吻合。后停体外循环，止血关胸。术后 3 小时患者胸腔引流持续增多，胸腔引流 1000ml，心包引流 400ml，遂入手术室开胸探查，见胸骨后及乳内动脉床广泛渗血，充分止血后安放引流管，再次关胸。术后患者清醒，于术后第一日晨停呼吸机，拔除气管插管。术后第二日，患者呼吸浅快，储氧面罩无创呼吸机辅助效果不良，行二次气管插管，呼吸机辅助通气。心率 150 次 / 分，血压 115/45mmHg，中心静脉压 10mmHg，氧饱和度 80% ～ 85%，双肺呼吸音低，右肺局部哮鸣音。床旁超声心动图示：左室 EF60%，化验白细胞 15.14×10^9/L，Plt 87×10^9/L，Alb 28.4×10^9/L，Pct 5.48ng/ml。呼吸科会诊认为患者呼吸功能不全，予以 V-V Ecmo 辅助治疗。患者术后二次插管和出院前胸片见图 20-1、图 20-2。

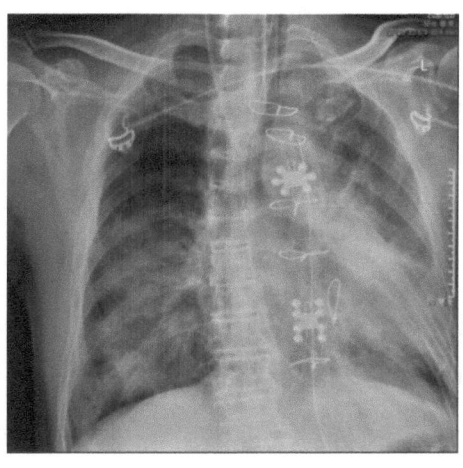

图 20-1　患者术后二次插管胸片：左肺渗出性病变，双下肺片状影

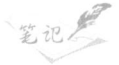

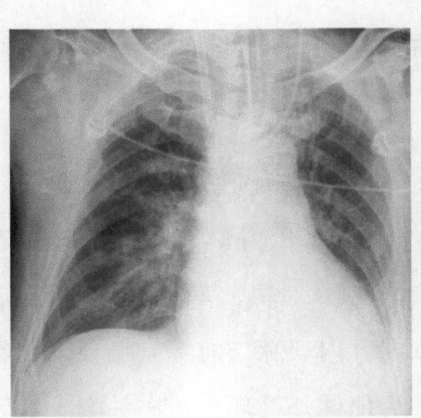

图 20-2　患者出院前胸片：双肺纹理增粗，
渗出性病变及片状影较前明显改善

　　ECMO 建立方法，采用体外心肺机及肝素涂层 Ecmo 套包，选取右侧股静脉为穿刺点，离心泵转速为 4000 ~ 4500 转 / 分，辅助循环流量 4.5 ~ 5L/min，空氧混合器氧浓度为 100%，气流速度 3.5 ~ 4.0L/min，调整肝素用量维持 ACT 时间在 180 ~ 200 秒。同时患者呼吸机参数为 A/C，VT 400ml，f12 次 / 分钟，PEEP 6cmH$_2$O，FiO 50%。

　　患者在 ECMO 支持及呼吸机辅助通气下，正性肌力药物逐渐减量。氧合情况较前好转，在 ECMO 治疗 12 小时后因肝肾功能不全，行 CRRT 透析治疗。术后第 8 日，患者在 ECMO 辅助下氧合明显好转，胸片好转，但白细胞偏高，查血培养更换抗生素，激素予以调整。术后第 9 日，支气管镜探查气道情况良好，试停 ECMO。期间予以白蛋白、磷酸肌酸以及营养支持治疗。患者于术后第 10 日撤除 ECMO 辅助，撤除呼吸机辅助通气，继续 CRRT 透析治疗。于术后第 12 日查胸部 CT（图 20-3）示两肺支气管血管束增多，双下叶可见大片状模糊影，并可见实性病灶，肺门饱满，可见钙化灶，纵隔可见多发淋巴结。患者肺部感染不明确，血常规指标较前好转，应用激素及丙种球蛋白治疗。术后

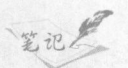
笔记

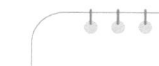
第 13 日，患者呼吸急促，无创呼吸机辅助无效，再次插气管插管呼吸机辅助通气治疗。于术后第 15 日，请北京协和医院 ICU 会诊，转至协和医院继续治疗。

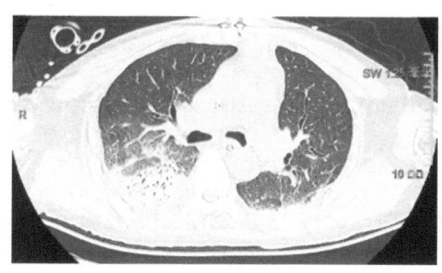
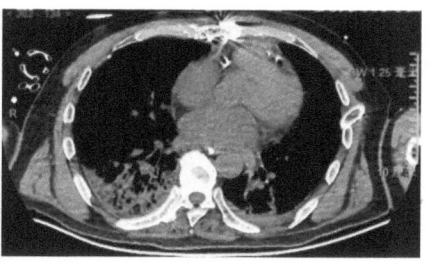

图 20-3　患者胸部 CT：双肺支气管血管束增多，
可见大片状模糊影，并可见实质病灶

讨论与分析

【病例特点】

老年男性，既往脑梗病史，吸烟史。

基础疾病为不稳定型心绞痛，心功能正常。

术前冠状动脉造影确诊：左冠前降支 90% 狭窄，右冠后降支 90% 狭窄，对角支细小。

术前肺功能示：小气道功能障碍，一秒量及一秒率低于正常。血气大概正常。

患者为体外循环下行冠脉旁路移植术，术后因引流量多，行二次开胸止血术治疗。

术后第一天拔出气管插管，第二天出现 ARDS，再次插管并转回 ICU。

患者氧饱和度不佳，使用 ECMO 辅助治疗。出现肝肾功能衰竭，行 CRRT 透析治疗。

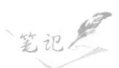

使用ECMO治疗7天后，ARDS得到缓解，顺利停用ECMO治疗，并拔除气管插管，之后并发双肺肺炎，转专科治疗。

【诊疗思路】

本例患者是体外循环下行CABG手术。而体外循环可诱发的全身性炎症反应综合征（systemic inflammatory response syndrome，SIRS），类似创伤部位的局部炎症。体外循环心肺转流术由于手术创伤，血液与体外循环管道的接触以及停止循环后的缺血再灌注损伤可以引起复杂的全身炎症反应，表现为发热、白细胞增多、毛细血管通透性增加、组织间隙液体的积聚等，严重时导致多器官功能不全，CPB介导的全身炎症反应可涉及各个器官，是肺损伤的关键。

由于CPB是一种非生理性的循环方式，血液与异物表面接触及由此触发CPB相关的炎症反应普遍存在，虽对肺的损伤作用仅表现为一些亚临床性损伤，一般并不引起严重的后果，但有些病情发展呈急进性且难以预测，在病理和临床上类似ARDS，发生率高达15%～30%，因此CPB相关的急性肺损伤逐渐引起人们的重视。并给患者术后恢复带来了不利因素。

疾病介绍

ECMO起源于体外循环技术，在抢救心脏手术后严重低心排出量和呼吸衰竭的患者中可起到重要作用。根据不同治疗目的可分为静脉-静脉ECMO（VV-ECMO）和静脉-动脉ECMO（VA-ECMO）两种方式，其中VV-ECMO在呼吸危重症疾病中较常用。传统机械通气模式下为了改善ARDS低氧血症主要依赖于提高吸入氧浓度，

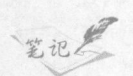
笔记

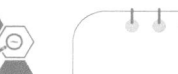

降低潮气量以及上调 PEEP 水平。小潮气量通气可导致严重高碳酸血症，酸中毒会抑制心肌收缩力，导致肺动脉高压，肾灌注血流减少甚至加重脑水肿；ARDS 患者肺顺应性低，气道阻力大，过高的 PEEP 会加重肺损伤，一旦出现气胸，纵隔气肿等并发症，可对血流动力学产生不利影响。而 ECMO 能够完全或部分替代肺的呼吸功能，不依赖呼吸机的支持，仅通过调节装置血流量及氧供气流量，就能纠正难治性低氧血症，达到"肺保护及肺休息"的目的，改善患者预后。

此外，ECMO 的呼吸替代功能，还能够帮助重症 ARDS 患者尽早拔出气管插管，避免呼吸机相关肺炎，降低呼吸机并发症。重症 ARDS 患者常合并多脏器功能障碍，院内外转运过程风险极大，便携式呼吸机尚不能完全满足以上要求，ECMO 常规配备转运电池和备用手摇式驱动装置，只要 ECMO 装置能够正常运转，就能大大降低上述风险，为患者外出检查及院际转运提供可能。

主要参考文献

1.Gattinoni L，Caironi P，Cressoni M，et al.Lung recruitment in patients with the acute respiratory distress syndrome.N Engl J Med，2006，354（17）：1775-1786.

2.Acute Respiratory Distress Syndrome Network，Brower RG，Matthay MA，et al.Ventilation with lower tidal volumes as compared with traditional tidal volumes for acute lung injury and the acute respiratory distress syndrome.N Engl J Med，2000，342（18）：1301-1308.

3.van Kaam AH，Rimensberger PC.Lung-protective ventilation strategies in neonatology：what do we know—what do we need to know？ Crit Care Med，2007，35（3）：925-931.

4.Luciano Gattinoni，Eleonora Carlesso，Thomas Langer.Clinical review：Extracorporeal membrane oxygenation.Crit Care，2011，15（6）：243.

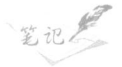

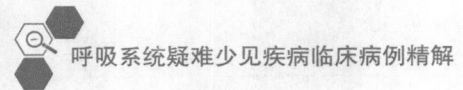
5.Petrucci N，Feo CD.Lung protective ventilation strategy for the acute respiratory distress syndrome.John Wiley & Sons，Ltd，2013，2（2）：CD003844.

6.Lim CM，Soon Lee S，Seoung Lee J，et al.Morphometric effects of the recruitment maneuver on saline-lavaged canine lungs.A computed tomographic analysis. Anesthesiology，2003，99（1）：71-80.

7.Aokage T，Palmér K，Ichiba S，et al.Extracorporeal membrane oxygenation for acute respiratory distress syndrome.Journal of Intensive Care，2015，3（1）：17.

（许李力　徐　屹）

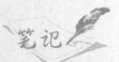